医疗卫生机构
丙型病毒性肝炎防控手册

主　　编　王晓春　张流波　李六亿
副 主 编　庞　琳　刘运喜　沈　瑾
主　　审　刘中夫
编　　者　（按姓氏笔画排序）：

马海燕	中国中医科学院广安门医院	何晓锋	中国人民解放军空军总医院
王晓春	中国疾病预防控制中心性病艾滋病预防控制中心	沈　瑾	中国疾病预防控制中心环境与健康相关产品安全所
王继梅	北京大学深圳医院	张必科	中国疾病预防控制中心卫生应急中心
孔金艳	中国人民解放军总医院（301 医院）		
		张圣洁	北京协和医院
邓　敏	华中科技大学同济医学院附属协和医院	张流波	中国疾病预防控制中心环境与健康相关产品安全所
邓小虹	北京市疾病预防控制中心	陈　芳	安徽省疾病预防控制中心
卢　挈	北京大学第三医院	陈美恋	北京大学第一医院
朱亭亭	中国疾病预防控制中心环境与健康相关产品安全所	庞　琳	中国疾病预防控制中心性病艾滋病预防控制中心
刘运喜	中国人民解放军总医院（301 医院）	武迎宏	北京大学人民医院
		周静宇	江苏省血液中心
孙　俊	江苏省血液中心	赵　冰	中国中医科学院广安门医院
苏　静	北京口腔医院	袁晓宁	北京大学第三医院
李小宝	中国人民解放军第三〇七医院	徐　燕	江苏省疾病预防控制中心
李六亿	北京大学第一医院	曹晋桂	中国人民解放军空军总医院
李素英	首都医科大学附属北京佑安医院	韩　冰	北京口腔医院
吴艳艳	华中科技大学同济医学院附属协和医院	翟红岩	中国人民解放军第三〇七医院

学术秘书　朱亭亭　俞海亮

U0209110

人民卫生出版社

图书在版编目（CIP）数据

医疗卫生机构丙型病毒性肝炎防控手册 / 王晓春，张流波，李六亿主编. —北京：人民卫生出版社，2018
　　ISBN 978-7-117-26460-0

　　Ⅰ. ①医… Ⅱ. ①王… ②张… ③李… Ⅲ. ①病毒性肝炎 - 防治 - 手册 Ⅳ. ①R512.6-62

中国版本图书馆 CIP 数据核字（2018）第 083668 号

| 人卫智网 | www.ipmph.com | 医学教育、学术、考试、健康，购书智慧智能综合服务平台 |
| 人卫官网 | www.pmph.com | 人卫官方资讯发布平台 |

医疗卫生机构丙型病毒性肝炎防控手册

主　　编：王晓春　张流波　李六亿
出版发行：人民卫生出版社（中继线 010-59780011）
地　　址：北京市朝阳区潘家园南里 19 号
邮　　编：100021
E - mail：pmph @ pmph.com
购书热线：010-59787592　010-59787584　010-65264830
印　　刷：三河市尚艺印装有限公司
经　　销：新华书店
开　　本：710×1000　1/16　印张：6
字　　数：114 千字
版　　次：2018 年 5 月第 1 版　2018 年 5 月第 1 版第 1 次印刷
标准书号：ISBN 978-7-117-26460-0/R·26461
定　　价：20.00 元

打击盗版举报电话：010-59787491　E-mail：WQ @ pmph.com
（凡属印装质量问题请与本社市场营销中心联系退换）

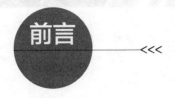

前言

　　丙型病毒性肝炎（丙型肝炎）是一种主要经血液传播的疾病，在全球范围内已成为一个严重的社会和公共卫生问题，我国是丙型肝炎病毒感染人数最多的国家。由于丙型肝炎患者症状隐匿，而我国丙型肝炎患者的诊断率和抗病毒治疗率均处于较低水平，因此在人群中存在大量呈隐匿状态的传染源，这些传染源有可能通过不安全注射、输入未经筛查的血液、消毒不严格的侵入性诊疗等不规范医疗操作导致丙型肝炎在医院内传播。为使广大医务工作者进一步了解医疗操作中丙型肝炎等血源性疾病的传播风险及相关防控策略措施，我们组织编写了这本《医疗卫生机构丙型病毒性肝炎防控手册》（以下简称《手册》）。

　　本《手册》所涉及的医院感染主要指医疗机构门（急）诊患者、住院患者和医务人员在诊疗工作中获得的感染。本手册共分十六章。前三章为总论，重点介绍丙型肝炎的基本知识和流行概况、医院感染的控制策略、丙型肝炎的消毒方法；后十三章为分论，重点介绍医疗卫生机构不同部门丙型肝炎感染的风险因素和防控措施，包括血液透析中心（室）、口腔医疗机构（科）、介入诊疗科、内镜中心（室）、妇产科、消毒供应中心（室）、手术部（室）、急诊中心（室）、检验科、感染性疾病科、针灸科、血站和基层医疗机构等。本《手册》力求内容系统全面、框架简洁清晰、实用性强，便于医疗卫生工作者查阅和学习。

　　本《手册》在编写过程中得到北京大学第一医院、北京大学人民医院、北京大学第三医院、北京协和医院、中国人民解放军总医院（301 医院）、中国人民解放军空军总医院、中国人民解放军第三〇七医院、北京口腔医院、首都医科大学附属北京佑安医院、中国中医科学院广安门医院、华中科技大学同济医学院附属协和医院、北京大学深圳医院、中国疾病预防控制中心、江苏省疾病预防控制中心、安徽省疾病预防控制中心、江苏省血液中心等单位专家的鼎力支持，在此对各位编者的辛勤付出表示诚挚感谢。

　　由于时间仓促，水平有限，本书内容如有不妥之处，恳请相关专家和同仁批评指正。

编　者
2018 年 1 月

目录

<<<

第一章

丙型肝炎流行状况及防治策略

一、病原学和自然史

1989 年丙型肝炎病毒（hepatitis C virus，HCV）基因被首次测序成功，并被归入肝炎病毒属黄病毒科。根据核苷酸序列同源程度，可将 HCV 分为 6 个主要基因型，各型又由若干亚型（a，b，c）组成，HCV 基因型与亚型在世界各个地区的分布差异很大。

HCV 可以导致急性和慢性感染。急性 HCV 感染是指病毒感染时间在 6 个月以内，也称急性丙型肝炎，一般无临床表现。在未经治疗的情况下，15%~45% 的急性感染者会在感染后 6 个月内自发清除病毒，而其他 55%~85% 感染者如果不治疗，HCV 则会长期潜伏在身体中，转化为慢性 HCV 感染，也称慢性丙型肝炎。HCV 感染后，人体会逐渐产生抗体，并终身携带。HCV 抗体阳性者需要通过病毒核酸（HCV RNA）检测进一步确认患者体内是否有病毒复制，此检测结果并作为 HCV 现症感染的确诊依据。慢性丙型肝炎患者如果不治疗，在 20 年内 15%~30% 会转化为肝硬化，每年大约有 2%~4% 的肝硬化会发展为肝细胞癌。慢性丙型肝炎是否进展为肝硬化或肝癌主要取决于患者的个体特征及行为，摄入过量酒精、合并感染 HBV（hepatitis B virus，HBV）或人类免疫缺陷病毒（human immunodeficiency virus，HIV）以及存在免疫抑制的个体发展为肝硬化或肝癌的风险较高。详见图 1-1。

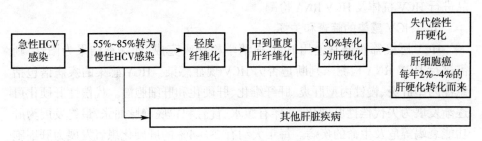

图 1-1 丙型肝炎自然史

二、传播途径

HCV 可经血液、性接触和母婴三种途径传播。HCV 经血传播多与不安全注射、肾透析和输入未经筛查的血液等医疗操作有关。据 2011 年世界卫生组织（World Health Organization，WHO）血液安全报告统计，全球有 39 个国家未将经血传播的病毒列入常规检测项目。HCV 医源性感染最典型的例子发生在埃及，由于不安全的医疗注射行为导致 HCV 流行，其中一些地区人群的 HCV 感染率高达 25%。在开展血液常规筛查 HCV 前，一些高收入国家接受血制品输入人群的 HCV 感染风险也极高。HCV 经血传播的另一种主要方式是发生在共用注射器吸毒的人群中，在中高收入的国家，大多数 HCV 感染者为注射吸毒人群。据估计，全球 148 个国家中约有 1600 万吸毒者，其中约 1000 万人感染了 HCV。其他血源性传播方式包括文身、文眉、扎耳孔等有创操作。

感染 HCV 的母亲将病毒传播给其婴儿的概率是 4%~8%，但对于合并 HIV 或 HCV 感染的母亲，其传播概率可达到 17%~25%。

HCV 经性传播很少发生在异性伴侣，但在 HIV 阳性者中极易传播，特别是男男同性性行为人群。近年来发生在欧洲、澳大利亚和美国男男同性性行为人群（men who have sex with men，MSM）中的 HCV 暴发，可能与性传播有关。

三、HCV 合并感染

HIV 和 HCV 有共同传播途径，据估计全球大约有 400 万 ~500 万人合并感染 HIV 和 HCV。艾滋病抗病毒治疗的广泛应用降低了 HIV 相关机会性感染的风险，而由 HCV 相关肝硬化、肝癌等取而代之，成为一些高收入国家中 HIV 感染者的主要死因。在 HBV 感染流行的亚洲、撒哈拉以南的非洲和南美洲国家，HBV 和 HCV 双重感染也很常见，在一些地区，合并感染率高达 25%。

四、HCV 感染的预防

由于目前尚无丙型肝炎疫苗，预防 HCV 感染的措施主要为减少病毒暴露的危险，而多种传播途径和众多易感人群的存在对丙型肝炎预防控制提出了极大的挑战。全球范围内，大多数 HCV 感染发生在没有采取很好感染防控措施的医疗机构，例如重复使用未经安全处置的注射针具、医疗器械，或未对输入的血制品进行 HCV 抗体及 HCV RNA 检测。

五、HCV 感染的筛查和关怀

HCV 感染筛查通常使用 HCV 血清学检测来完成，如筛查结果为阳性，则需进行 HCV RNA 检测来判断是否为 HCV 现症感染。HCV 感染的疾病谱包括急性丙型肝炎、慢性丙型肝炎、肝纤维化、肝硬化和肝细胞癌。代偿性肝硬化可逐渐发展为失代偿性肝硬化，并伴有腹水、食管和胃底静脉曲张，最终发展为肝功能衰竭等危及生命的疾病。每年大约有 2%~4% 的肝硬化患者发展为肝细胞癌。在许多高收入国家，凡是没有治疗禁忌证的慢性丙型肝炎患者都是适宜接受抗病毒治疗的。在中低收入国家,由于资源的可及性有限,疾病进展到纤维化或更严重阶段的慢性丙型肝炎患者可被优先治疗。

六、HCV 感染者的治疗

丙型肝炎是一种可治愈的疾病,而治疗药物的进展更是提高了其治愈率。由于丙型肝炎患者被治愈后就不会再传播 HCV,因此对慢性丙型肝炎患者的诊断和治疗不仅可以降低其发展为肝硬化、肝细胞癌的风险,有益于患者本人的健康,也有效预防了 HCV 的进一步传播,产生了良好的社会效益。聚乙二醇干扰素(pegylated interferon, Peg–IFN)联合利巴韦林(ribavirin, RBV)是既往丙型肝炎治疗的标准方案,但存在治愈率偏低、治疗时间长、副作用大等缺点,治疗普及性较差。近年来随着索非布韦(sofosbuvir)等直接抗病毒药物(direct acting antivirals, DAAs)的出现,可以预计在未来几年内,更加有效治疗丙型肝炎的药物数量将迅速增长,丙型肝炎的治疗也将得到更快普及。

七、全球 HCV 流行状况

据世界卫生组织估计,2015 年全球约有 7100 万丙型肝炎患者,约有 40 万死于丙型肝炎相关肝硬化或肝癌。全球各地 HCV 感染率不同,HCV 感染率比较高的是中东地区、非洲及欧洲,但由于人口众多,亚洲地区的慢性丙型肝炎患者人数居全球前列。

八、我国 HCV 流行状况

利用 2006 年全国乙肝血清流行病学调查的血样进行检测,得出我国一般人群 HCV 抗体阳性率为 0.43%。根据这一流调结果,结合高危人群规模及 HCV 感染率监测结果,估计我国 HCV 抗体阳性者约 760 万。最近 5 年,我国每年报告丙型肝炎病例约 20 万例,全国 31 个省(自治区、直辖市)均有报告,但各地病例报告数差异较大,报告病例数居前五位的省份占全国总报告数的近 40%;各年龄组均有丙型肝炎病例报告,但以 35~64 岁为主,占总报告数的 2/3 左右;男女性别比约为 1.2：1。

全国每年在 80 余万特定人群中开展的哨点监测中 HCV 感染状况监测结果显示,吸毒人群 HCV 抗体阳性率(38%~43%)远远高于其他人群,其次是肾透析人群 HCV 阳性率(5%~8%);男男同性性行为者、暗娼、男性性病就诊者及医院侵入性诊疗人群 HCV 抗体阳性率也较高(0.5%~1.0%),长卡司机、男性流动人口、孕产妇、青年学生、无偿献血者、单位体检等人群的 HCV 抗体阳性率均低于 0.5%。

（王晓春　庞琳）

参考文献

1. Global hepatitis report, 2017. http://www.who.int/hepatitis/publications/global-hepatitis-report2017/en/

2. Guidelines for the screening, care and treatment of persons with chronic hepatitis C infection, Updated version, April 2016. http://www.who.int/hepatitis/publications/hepatitis-c-guidelines-2016/en/

3. 中华人民共和国卫生部. WS 213-2008 丙型病毒性肝炎诊断标准. 北京：人民卫生出版社. 2009.

4. 中华医学会肝病学分会, 中华医学会感染病学分会. 丙型肝炎防治指南（2015 更新版）. 中华肝脏病杂志, 2015, 23（12）：906-923.

5. 中国疾病预防控制中心, 2015 年中国传染病监测报告, 内部资料. 2016 年 6 月.

6. 陈园生, 李黎, 崔富强, 等. 中国丙型肝炎血清流行病学研究. 中华流行病学杂志, 2011, 32（9）：888-891.

7. 葛琳, 李东民, 李培龙, 等. 2010-2015 年中国艾滋病哨点监测人群 HIV、梅毒和 HCV 感染状况分析. 疾病检测, 2017, 32（2）：111-117.

第二章

医院感染的控制策略与方法

原卫生部 2006 年颁布的《医院感染管理办法》中规定,医院感染（nosocomial infection, NI）是指住院患者在医院内获得的感染,包括在住院期间发生的感染和在医院内获得出院后发病的感染；但不包括入院前已开始或入院时已存在的感染。医院工作人员在医院内获得的感染也属医院感染。医源性感染（healthcare-associated infection, HAI）是指在医学服务中,因病原体传播引起的感染。根据上述规定,HCV 医院感染则包括在医疗机构门（急）诊就诊的患者、住院患者和医务人员在诊疗工作中获得的 HCV 感染。

HCV 医院感染常发生于血液透析、手术、口腔诊疗、输血等诊疗过程中,具有隐匿性的特点,极易被医务人员忽视。因此医疗机构要加强 HCV 医院感染的预防与控制,降低 HCV 医院感染的发生,提高医疗质量,保障患者和医务人员的安全。

第一节　医院感染现状及传播方式

一、HCV 医院感染现状

医院感染是全球 HCV 感染传播并导致发病人数逐年上升的重要危险因素,应当引起关注和重视。2014 年哨点监测特定人群 HCV 感染率的结果显示,肾透析和接受医院侵入性诊疗操作的患者中,HCV 抗体阳性率分别为 5.30% 和 0.56%,无偿献血人群抗体阳性率为 0.24%。全国医院感染监测网对 2010 年 3~4 月持续血液透析患者的 HCV 感染现况调查显示,HCV 阳性率为 7.01%,首次开始透析后发现 HCV 阳性率为 5.04%,并且透析持续时间长、在多家医院透析的患者,HCV 的感染率较高。

另外,HCV 医院感染暴发事件频发,调查显示,2009—2013 年仅国家卫生与计划生育委员会及地方卫生行政部门官方媒介通报处理的 HCV 医院感染暴发事件就有 12 起,共发生 436 例 HCV 医院感染,其中血液透析过程导致的 HCV

医院感染为 170 例,不安全注射引起的医院感染为 266 例。

二、HCV 医院感染传播方式

HCV 医院感染主要经血液传播,诊疗过程中使用未经正确消毒、灭菌的血液透析机、注射器、针头、牙科器械、内镜等侵入性器械,以及医务人员在使用和处理这些器械时发生的职业暴露,均为 HCV 医院感染传播的重要方式。归纳起来 HCV 医院感染的传播方式主要包括三种,即患者之间、患者到医务人员、医务人员到患者的传播。

(一)患者间的传播

最常见的传播方式,通常是间接传播。患者接触到被 HCV 感染患者的血液或体液污染的、未经正确清洗消毒与灭菌的医疗设备、环境与物体表面等而引发感染。或是通过医务人员的手,如医务人员未进行正确的手卫生,HCV 通过污染的手而传播给另一患者。

(二)患者到医务人员的感染传播

通常是职业暴露。研究显示,临床医务人员也是 HCV 医院感染的高风险人群,有文献报道,对北方 5 所医院 310 个科室调查发现,医务人员 HCV 感染率为 2.5%,显著高于普通人群的感染率 0.43%。

(三)医务人员到患者的传播

近几年国外已有一些关于医务人员将 HCV 传播到患者的报道。尽管 HCV 经感染的医务人员到患者的传播概率很低,但在特定情况下,如通过手术、针刺污染多剂量瓶中的注射药品等,可将 HCV 从医务人员传播到患者。

三、HCV 医院感染的风险因素

我国是 HCV 感染高发的主要国家之一,据统计,目前 HCV 感染者(抗体阳性)约 760 万,传染源广泛存在,并且 HCV 医院感染传播的危险因素持续存在,需要进一步加强 HCV 医院感染的预防与控制,降低医疗机构内 HCV 医院感染的发生。

HCV 医院感染的发生受多种危险因素的影响,这些危险因素概括起来可分为以下几类:

1. 诊疗器械消毒灭菌不合格,如手术器械、口腔诊疗器械、血液透析机和血液透析器等。

2. 医务人员和患者的手卫生不合格。

3. 环境表面受到污染。

4. 血液和血制品不合格。

5. 复用一次性使用无菌物品。

6. 共用受污染的多剂量药瓶。

因此,在诊疗工作中,应采取一定措施,预防和控制上述因素的发生。

第二节　HCV 医院感染的防控策略与措施

一、HCV 医院感染防控策略

（一）国家 HCV 医院感染防控规划与目标的制定

《全国病毒性肝炎防治方案》指出，丙型肝炎是法定乙类传染病，具有传染性较强、传播途径复杂、流行面广泛、发病率高等特点，要力争做到早发现、早诊断、早隔离、早报告、早治疗、早处理，防止流行，提高疗效，同时要做好易感人群的保护，减少发病。2014 年 4 月，世界卫生组织（WHO）颁布其首部《丙型肝炎筛查关怀和治疗指南》，主要用于指导中低发展水平国家的丙型肝炎诊疗。为进一步提高医务人员和公众对丙型肝炎的认知度，规范丙型肝炎筛查和管理，正确诊断和早期治疗丙型肝炎，进一步提高我国丙型肝炎的防治水平，国家卫生和计划生育委员会也于 2014 年 12 月 15 日正式实施《丙型病毒性肝炎筛查及管理》（WS/T 453-2014）行业标准，从国家层面凸显了我国控制丙型肝炎的决心。

中华预防医学会医院感染控制分会组织专家，根据我国现状并参照国内外最新丙型肝炎防治指南及研究成果撰写的首部《中国丙型病毒性肝炎医院感染防控指南》于 2013 年 2 月正式发布，指南中提出了 HCV 医院感染防控的各项措施，目标在于阻断 HCV 在医院内的传播，降低丙型肝炎及 HCV 医院感染的发病率，进一步加强对患者和医务人员的保护。

（二）加强法律法规的建立与完善

在医院感染的管理和控制方面，我国制定了若干法律法规，对预防与控制医院感染包括 HCV 医院感染的各个方面都提出了较为全面的规定和要求，使这项工作有法可依。其中，《传染病防治法》规定了包括 HCV 感染在内的传染病的预防、控制、监督与管理等，明确了各部门在预防和控制 HCV 感染等传染病工作中的任务和法律责任。《医疗废物管理条例》《医院感染管理办法》《消毒管理办法》《医疗机构消毒技术规范》《医疗机构血液透析室管理规范》《医疗机构临床用血管理办法》等文件从医院感染的预防与控制等角度，规定了包括 HCV 医院感染防控在内的医院感染防控的办法和标准。《丙型病毒性肝炎筛查及管理》对 HCV 筛查的高危人群、筛查时间、检测方法、意义、结果解释，以及 HCV 感染患者的报告、可能的传染源、患者教育、医院感染的预防、阳性暴露物品及环境的处理等均作出了明确规定。法律法规的建立与健全是 HCV 医院感染科学防控的保证，我们应在现有基础上，不断完善相关法律法规的建设，为 HCV 医院感染预防与控制提供法治保障。

（三）改善安全注射

安全注射是指注射不伤及接受者和提供者，并且保障所产生的废物不对社会造成危害,因此要确保提供安全注射所需要的条件,并坚持遵守安全操作规程。全球范围内由于不安全注射导致的 HCV 医院感染一直存在,安全注射是保障患者安全和医务人员职业安全的基本措施之一。

为推进安全注射工作,根据国家《血源性病原体职业接触防护导则》和《静脉治疗护理技术操作规范》,国家卫生和计划生育委员会医院管理研究所制定了《阻断院感注射传播,让注射更安全(2015—2018 年)》安全注射专项工作,在全国范围内广泛推进安全注射理念和实践,以减少不必要的注射,避免因违反安全注射原则导致的医院感染。该项工作确立了 2015—2018 年安全注射的工作目标,主要目标包括了解我国医疗机构安全注射基本情况,建立健全安全注射相关制度并推进落实,加强医务人员安全注射知识的宣传教育与技术能力培训,提升医务人员安全意识,并向患者普及安全注射常识,强化安全注射标准化流程管理与关键风险点的质量控制,规范一次性注射器的使用以及重复使用注射器的消毒灭菌,减少不必要的注射及锐器伤的发生,以及由此引起的 HCV 医院感染。《血源性病原体职业接触防护导则》也指出,HCV 等血源性病原体职业危害预防的最有效措施是尽量完全消除工作场所的危害,如尽量少用锐器或针具,取消所有不必要的注射,消除挂钩等不必要的锐器,以及采用无针系统进行静脉注射。

（四）规范血液透析

血液透析是 HCV 医院感染发生的主要危险因素之一,规范血液透析操作过程,对减少 HCV 医院感染十分重要。为提高血液透析治疗水平,有效预防和控制因血液透析导致的 HCV 医院感染,《医疗机构血液透析室管理规范》对设置血液透析室的医疗机构提出了各方面的要求:地方各级卫生行政部门应当根据当地医疗服务需求,做好血液透析室设置规划,严格实行血液透析室执业登记管理,加强对医疗机构血液透析室的管理,对辖区内医疗机构血液透析室进行指导和检查,加强血液透析治疗的质量管理,保障患者安全。医疗机构要加强血液透析的管理,包括血液透析室的管理职责、质量监控、感染预防与控制、人员培训和职业安全防护等。

（五）重视医务人员的职业安全

医务人员是 HCV 医院感染的高风险人群,应加强对临床医务人员的防护。《医院感染管理办法》规定,医疗机构应当制定医务人员职业卫生防护工作的具体措施,提供必要的防护物品,保障医务人员的职业健康。《医院隔离技术规范》也提出职业防护的规定,要求医疗机构要加强医务人员隔离与防护知识的培训,并为医务人员提供合适、必要的防护用品,正确掌握包括丙型肝炎等常见传染病的传播途径、隔离方式和防护技术,熟练掌握操作规程。《血源性病原体职业接触防护导则》也明确规定了 HCV 等血源性病原体职业接触的预防与控制措施、个人防护用品以及职业接触后的评估、预防及随访等要求。

（六）加强基层医疗机构医院感染的防控

近年来，医院感染管理组织体系不断完善，医院感染预防与控制工作逐步规范，但是在部分基层医疗机构还存在薄弱环节。有学者对广州市 25 家基层医疗机构的医院感染管理情况调查显示，各机构消毒药械和手卫生装置配备基本到位，但 40% 基层医疗机构没有医疗污水处理设备或有设备而不能正常运行。对淄博市张店区的 517 所基层医疗机构的医院感染管理工作检查发现，存在消毒隔离措施执行不到位、手卫生规范执行不到位、制度不健全、建设布局及区域划分不合理、医疗废物处置不合格等问题，分别占所有调查的基层医疗机构的比例为 32.69%、26.26%、20.11%、10.74%、10.19%。以上存在的问题均会引起 HCV 在医院内的传播，需要引起重视。

为加强基层医疗机构医院感染管理工作，提高基层医疗机构医院感染预防与控制水平，国家卫生和计划生育委员会颁布《基层医疗机构医院感染管理基本要求》，要求基层医疗机构重视基本预防与控制措施如手卫生、消毒灭菌、隔离等的执行与落实；加强重点部门如手术室、产房、人流室、口腔科、中医临床科室、治疗室、换药室、注射室，重点环节如安全注射、各种插管、手术操作等的医院感染管理工作，减少 HCV 医院感染的发生。

二、HCV 医院感染控制措施

（一）制定、完善和落实防控丙型肝炎病毒医院感染的制度与流程

《医院感染管理办法》规定，各级各类医疗机构应当建立医院感染管理责任制，制定并落实医院感染管理的规章制度和工作规范，严格执行技术操作规范和工作标准，有效预防和控制医院感染，防止 HCV 等传染病病原体、耐药菌、条件致病菌及其他病原微生物的传播。医疗机构要认真贯彻落实相关法律、法规、规章、技术规范和标准，根据本机构的实际情况，建立健全本机构医院感染管理的规章制度，并监督实施相关规章制度和技术操作规程，减少 HCV 等交叉感染的发生，包括监督管理制度、组织培训制度、消毒药械的管理制度、消毒隔离制度、一次性使用无菌医疗用品的管理制度、医务人员职业卫生防护制度、手卫生制度、无菌操作技术规范、抗菌药物合理应用管理制度、医疗废物管理制度、血液与输血安全管理制度、医院感染监测、诊断和报告制度、医院感染聚集性疫情预警及处置预案等，同时要加强能力建设和督导检查，提高制度的落实与执行力度，降低 HCV 医院感染的发生与传播。

（二）对医务人员和患者开展宣教与培训

HCV 医院感染的预防和控制贯穿于医疗活动的整个过程，医疗机构应加强对丙型肝炎感染患者、家属以及医务人员的教育培训，提高感染防护意识，这是 HCV 医院感染防控的重要手段。《全国病毒性肝炎防治方案》提出，防治丙型肝炎病毒感染要贯彻预防为主的方针，加强领导，深入宣传，发动群众，搞好爱国卫

生运动,采取综合性防治措施。要利用黑板报、小报、电影、电视、广播等各种宣传工具,广泛开展健康教育,让公众了解 HCV 感染的传播特点及危害,从根源上切断 HCV 感染的传播。

HCV 医院感染的发生对患者造成巨大的危害,而 HCV 医院感染也是医务人员职业暴露的主要风险因素之一,因此对患者、家属及医务人员进行教育培训,能够减少或避免感染 HCV 的风险。对患者及家属的教育培训应包括 HCV 感染的危害和临床特点,治疗的必要性,HCV 医院感染的传播途径和预防控制方法等。对医务人员的培训应包括 HCV 感染的相关法律法规,HCV 感染的发病机制、临床表现,以及 HCV 医院感染的特点、传播途径、预防与控制措施等,HCV 感染暴发的预防与控制,锐器伤的预防以及医务人员自身防护,职业暴露后正确处理流程等知识。

（三）落实丙型肝炎病毒医院感染的各项防控措施

制度重在落实,医疗机构应按照有关 HCV 医院感染管理的规章制度和技术规范,加强 HCV 医院感染的预防与控制工作的落实。HCV 医院感染的预防与控制方法与医院感染的防控基本措施一致,包括标准预防、消毒隔离、无菌操作、手卫生、诊疗环境卫生、抗菌药物的合理应用、消毒药械的管理、一次性使用无菌医疗用品的管理、预防锐器伤等。

1. 标准预防　标准预防认为患者的血液、体液、分泌物、排泄物均具有传染性,需进行隔离。HCV 感染具有隐匿性,因此更需加强标准预防措施的落实,实施双向防护,即防止 HCV 感染在患者与医务人员间的双向传播。标准预防措施主要包括手卫生、环境、物体表面的消毒、复用物品的清洗与消毒等,必要时穿隔离衣、戴双层手套、面罩、护目镜和口罩。在诊疗操作时还要尽可能减少被针头、缝合针、刀片等锐器刺伤或者划伤的机会,正确进行暴露后应急处理。

手卫生是预防和控制医院感染、保障患者和医务人员安全最重要、最简单、最有效、最经济的措施,在丙型肝炎病毒医院感染防控中也发挥着重要的作用,医疗机构应根据《医务人员手卫生规范》,促进医务人员手卫生的执行,减少通过污染的手传播 HCV 等医院感染。HCV 也可通过针头刺伤、消毒不到位的血液透析器、侵入性导管等而感染,因此我们应严格遵循《血源性病原体职业接触防护导则》的安全注射和《医疗机构血液透析室管理规范》的相关要求,在临床操作过程中,正确使用和妥善处理,避免职业暴露的发生及 HCV 感染的传播。

2. 加强复用器械、器具、物品的清洗、消毒与灭菌　复用器械、器具、物品的清洗、消毒与灭菌是医疗器械安全的重要保障,根据《消毒管理办法》和《医疗机构消毒技术规范》等相关法律法规的要求,要加强消毒管理,预防与控制 HCV 等感染性疾病的传播,保障患者和医务人员健康。《医疗机构消毒技术规范》要求重复使用的诊疗器械、器具和物品,使用后应先清洁,再进行消毒或灭菌。其中进入人体无菌组织、器官、腔隙,或接触人体破损皮肤、黏膜、组织的诊疗器械、器具和物品应进行灭菌,接触完整皮肤、黏膜的诊疗器械、器具和物品应进行消毒。只有消毒灭菌工作落实到位,才能更好地控制 HCV 医院感染的发生。

血液透析器、口腔诊疗器械是医疗机构中 HCV 医院感染发生和传播的高风险器具,其清洗消毒灭菌应该引起关注和重视。《血液透析器复用操作规范》提出了合理复用血液透析器的基本要素,其目的是保证复用血液透析器的安全性和有效性,其中提及了"透析结束后血液透析器必须尽快进行清洗、消毒及灭菌处置,清洗后的血液透析器必须消毒,以防止微生物污染,血液透析器的血室和透析液室必须无菌或达到高水平的消毒状态"。为规范医疗机构口腔诊疗器械的消毒灭菌工作,保障医疗质量和医务人员及患者安全,《医疗机构口腔诊疗器械消毒技术操作规范》也提出了相关要求,包括进入患者口腔内的所有诊疗器械,必须达到"一人一用一消毒或者灭菌",并提出了重复使用的诊疗器械的清洗消毒及灭菌要求。

3. 一次性使用无菌物品的管理 一次性使用无菌物品的管理是医院感染管理的重要内容,我们应严格遵守《医疗器械监督管理条例》和《一次性使用无菌医疗器械监督管理办法》对一次性无菌物品的生产、经营、使用、监督检查等的要求,一次性使用,不得复用。

4. 严格医疗废物的管理 医疗机构应根据《医疗废物管理条例》和《医疗卫生机构医疗废物管理办法》的有关规定,在医疗废物的分类、收集、运送、贮存、处置过程中,对医疗废物进行正确的处置。

5. 加强采供血管理,正确使用血液和血制品 大力推行公民无偿献血是我国长久、稳定、优质血液来源的保证,但研究证实献血者中 HCV 的感染率较高,有逐年上升的趋势。相关机构要根据《中华人民共和国献血法》和《医疗机构临床用血管理办法》的要求,加强采供血的管理,做好无偿献血人员的筛选,关注其既往病史和身体检查结果,在献血前和采血后两次进行抗 –HCV 的血液筛选检测,选择灵敏性和特异性较好的检测试剂,同时要做好全面质控,并定期接受卫生行政部门和疾病预防控制部门的监督,全面确保血液的质量安全,是预防和控制输血传播 HCV 的重要措施。

输血是一项能够挽救生命的重要治疗手段,但是输血同样也会造成一些疾病的传播,HCV 就是其中主要的一种,因此安全输血应该受到重视。HCV 感染患者的血液中,各种成分所含的病毒量并不相同,在血液的有形成分和血浆中,白细胞被病毒感染的风险最大,其次是血浆,红细胞和血小板则较为安全,而血浆蛋白制品中,凝血因子最危险。因此,输血应该严格掌握适应证,输入所需要的成分血,能输成分血则不输全血,做到安全、合理、有效地用血,同时加强检测,降低输血感染 HCV 的风险。严格执行用血规章制度,做到全程可追踪,在采血和血液成分制备、血液进出库及发放、医院血库发血、临床用血等环节均要有记录,输血后发生丙型肝炎病毒感染应及时报告。使用的血液制品应合法有效。

（四）加强医务人员的防护

医务人员的职业防护十分重要,医院感染预防与控制相关法律法规均提出了医务人员职业防护的要求。《医院感染管理办法》提出,医疗机构应当制定医务人员职业卫生防护工作的具体措施,提供必要的防护物品,保障医务人员的职业健康。《血源性病原体职业接触防护导则》规定,存在可能发生职业接触风险的用人单位应免费为劳动者提供适宜的个人防护用品。《血液透析器复用操作规范》要求,每一位可能接触患者血液的工作人员均应采取预防感染措施,在复用过程中操作者应戴手套和穿隔离衣,应遵守感染控制预防标准,从事已知或可疑毒性或污染物溅洒的操作步骤时,应戴面罩及口罩。《医疗机构口腔诊疗器械消毒技术操作规范》提出,医务人员进行口腔诊疗操作时,应戴口罩、帽子,可能出现患者血液、体液喷溅时,应戴护目镜。

在诊疗过程中,医务人员承担配液、注射等大量临床工作时发生锐器伤等职业暴露进而导致其成为 HCV 医院感染的高风险人群,发生职业暴露后的正确处理十分重要。发生锐器伤后,皮肤如有伤口,应由近心端至远心端轻轻挤压,尽量挤出血液,用清洁剂或清水冲洗;受伤部位应用消毒液(如 75% 酒精,0.5% 碘伏)消毒,并包扎伤口;黏膜需用清水或生理盐水冲洗干净。上报科室负责人及感染管理部门,填写职业暴露相关表格,根据暴露的医务人员可能感染的病原体,采取有针对性的预防与治疗,检测 HBV、HCV、HIV 等感染情况,并做好监测随访。

（五）高风险部门的丙型肝炎病毒医院感染的防控

口腔科、血液透析中心(室)、手术部(室)、妇产科、感染疾病科、急诊科、检验科、介入诊疗科、内镜中心(室)、消毒供应中心(室)等部门是 HCV 医院感染的高风险部门,医疗机构要加大上述 HCV 医院感染高风险部门的管理,加强相关预防与控制措施的执行力度,减少 HCV 医院感染的发生。

第三节　医院感染的常见控制方法

一、标准预防

HCV 感染者的血液及其他体液如羊水、精液、脑脊液及渗出液等均具有潜在传染性,为了防止 HCV 在医院内的传播,需要加强标准预防措施的落实。标准预防措施主要包括在适当条件下使用个人防护设备、遵守医疗操作和医疗设备操作的各项规定以及在对医疗设备进行清洁和再处理过程中执行严格的标准。标准预防包括一系列控制血源性疾病的程序和措施，具体内容有：

1. 医务人员在接触患者血液、体液、分泌物、排泄物及其污染的物品前、接触患者黏膜和非完整皮肤前均应戴手套；从同一患者的污染部位移动到清洁部位时需要更换手套。

2. 医务人员在接触患者血液、体液、分泌物、排泄物及其污染的物品时，不论其是否戴手套，都必须洗手；遇有下述情况必须立即洗手：摘除手套后、接触两个患者之间、可能污染环境或传染其他患者时。

3. 被患者血液、体液、分泌物、排泄物污染的医疗用品和仪器设备应及时处理，以防止其暴露及污染其他患者、医务人员、探视者及物品，防止病原微生物在其他患者、医务人员、探视者与环境间的传播。重复使用的医疗仪器设备在用于下一患者前应进行清洁和适当的消毒。

4. 在患者的血液、体液有可能发生喷溅的情况下，医务人员应做好个人防护如配戴眼罩、口罩，穿隔离衣等，防止医务人员皮肤、黏膜和衣服的污染。

5. 医务人员在进行各项医疗操作、清洁及环境表面（包括患者床及床旁仪器）消毒时，应严格遵守各项操作规程。

6. 对锐器进行适当的处理和处置。

7. 污染环境或不能保持环境卫生的患者应隔离。

8. 配备相应的医疗卫生设备并定期进行清洗、运输和维护。

二、手卫生

接触性传播在医院内血源性疾病传播中起着重要的作用，例如护士的手从某一个患者身上接触到受污染的血液，若没有及时更换手套和做好手消毒会将病原体传播给下一个患者。手卫生是预防接触传播疾病最重要、简便、经济和有效的方法，是医院感染控制中既简单又十分重要的环节。因此，必须加强医务人员手卫生工作，提高医务人员手卫生依从性，从源头上有效预防与控制医院感染。

（一）手卫生的定义

手卫生为医务人员洗手、卫生手消毒和外科手消毒的总称。

（二）医务人员选择洗手或使用速干手消毒的指征

1. 直接接触每个患者前后，从同一患者身体的污染部位移动到清洁部位时。

2. 接触患者黏膜、破损皮肤或伤口前后，接触患者的血液、体液、分泌物、排泄物、伤口敷料等之后。

3. 穿脱隔离衣前后，摘手套后。

4. 进行无菌操作、接触清洁、无菌用品之前。

5. 接触患者周围环境及物品后。

6. 处理药物和配餐前。

（三）医务人员洗手的方法

1. 在流动水下，使双手充分浸湿。

2. 取适量肥皂（皂液），均匀涂抹至整个手掌、手背、手指和指缝。

3. 认真揉搓双手至少 15 秒钟，应注意清洗双手所有皮肤，包括指背、指尖和指缝，具体揉搓步骤为：

（1）掌心相对，手指并拢，相互揉搓，见图 2-1；

（2）手心对手背沿指缝相互揉搓，交换进行，见图 2-2、图 2-3；

（3）弯曲手指使关节在另一手掌心旋转揉搓，交换进行，见图 2-4；

（4）右手握住左手大拇指旋转揉搓，交换进行，见图 2-5；

（5）将五个手指尖并拢放在另一手掌心旋转揉搓，交换进行，见图 2-6；

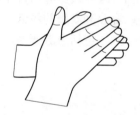

图 2-1　掌心对掌心搓揉

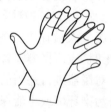

图 2-2　手指交叉，掌心对手背搓揉

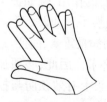

图 2-3　手指交叉，掌心对掌心搓揉

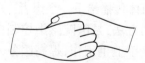

图 2-4　双手互握搓揉手指

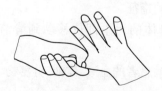

图 2-5　拇指在掌中搓揉

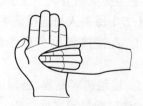

图 2-6　指尖在掌心中搓揉

（四）手消毒剂

手消毒剂是用于手部皮肤消毒,以减少手部皮肤细菌的消毒剂,如乙醇、异丙醇、氯己定、碘伏等。手消毒剂主要分为速干手消毒剂和免冲洗手消毒剂,其中速干手消毒剂为主要含有醇类和护肤成分的手消毒剂,免冲洗手消毒剂主要用于外科手消毒,消毒后不需用水冲洗的手消毒剂。

（五）手卫生效果的监测

手卫生合格应达到如下相应要求:

1. 卫生手消毒,监测的细菌菌落总数应≤10cfu/cm^2

2. 外科手消毒,监测的细菌菌落总数应≤5cfu/cm^2

三、锐器伤的处理

锐器伤是指在工作时间内由针头及其他一切锐器如安瓿碎片等所造成的使皮肤出血的意外伤害,是医院中一种与注射密切相关的职业伤害。研究表明,锐器伤是导致医务人员发生血源性传播疾病最主要的职业因素,20 多种病原体可以通过锐器伤接触传播。美国 CDC 对针刺伤后感染的前瞻性研究进行分析后得出,1 次被 HIV 或 HCV 污染的针刺伤引起 HIV、HCV 感染的可能性分别为 0.3%~0.5%、4%~10%,而易感人群发生 1 次 HBV 污染的针刺伤后感染机会为 6%~30%。在临床工作中,护士是医院中锐器伤发生率最高的职业群体,导致护士锐器伤的工作行为主要分为两大类:一类是与患者日常治疗护理密切相关的行为,如抽血、肌内注射、静脉注射、指尖血糖试验以及将患者的血液或体液标本从注射器注入标本容器等行为;另一类是与清洗和处理针头相关的行为,如分离或连接静脉管道、清洗锐器等。研究表明,多数锐器伤的发生是可以避免的,需要采取一定措施来预防锐器伤的发生。

（一）锐器伤的预防措施

1. 加强对医务人员的教育培训　研究表明,加强对医务人员的教育培训是减少职业性损伤的有效措施之一。针对医务人员定期开展职业防护的培训,内容包括职业防护知识、安全操作技能和血源性传播疾病相关知识等,提高医务人员自身防护的依从性;加强医务人员标准预防知识的培训,强化锐器伤是可以有效预防的观念,摒弃一些医疗操作过程中的不良习惯如徒手掰安瓿、针头回套以及不戴手套操作等。

2. 加强对医务人员锐器伤的监督和管理

（1）医院可以引进使用一些更加安全的医疗设备,降低医务人员发生锐器伤的风险;医院加强监管减少锐器伤暴露的风险,如无接触手术技巧、限制手术室和进行高危护理的急诊病房的医务人员数量,减少无效注射等。

（2）从护理人员安全角度出发,科学合理地进行人力资源分配。

（3）医院对住院患者可以进行 HIV、HBV 和 HCV 等血源性传播疾病的检测,使医务人员能及时了解到患者的感染状态,以便在医疗服务过程中采取有针对性的预防措施。

（4）加强对锐器废弃物的管理;要求工作人员掌握锐器伤的处理方法及流程,一旦有医务人员发生锐器伤应及时处理与上报,同时调查造成医务人员锐器伤的原因。

（5）护理对象不合作是导致锐器伤发生的危险因素,给不合作的患者做治疗时要格外警惕锐器伤的发生,治疗过程可以在其他医务人员的协助下完成。

（二）锐器的废弃与存放

1. 被污染的锐器应尽快废弃至密闭、防刺破和防泄漏的容器中。

2. 存放污染锐器的容器应尽可能放在靠近工作场所的醒目位置上,以方便安全使用;使用时应竖放,定期更换,不容许存放过满。

3. 存放污染锐器的容器移出使用区或更换时,应先盖好容器,防止在处理、储存和运输过程中发生内容物的溢出和外露;移出前若有发生穿透或泄漏的可能,应将其放入第二层容器中,第二层容器的要求同上。

4. 不能徒手打开、清空或清洗重复性使用的容器,避免操作时引起劳动者皮肤损伤。

（三）锐器伤发生后的应急处理

1. 用肥皂液和流动水清洗被污染的皮肤,用生理盐水冲洗被污染的黏膜。

2. 如有伤口,应当轻轻由近心端向远心端挤压伤口,避免挤压伤口局部,尽可能挤出损伤处的血液,再用肥皂水和流动水进行冲洗。

3. 受伤部位的伤口冲洗后,应当用消毒液,如用 0.5% 碘伏进行消毒,并包扎伤口;被接触的黏膜,应当反复用生理盐水冲洗干净。

（李六亿　陈美恋　朱亭亭）

参考文献

1. 中华预防医学会医院感染控制分会. 中国丙型病毒性肝炎医院感染防控指南. 中华医院感染学杂志, 2012, 26（24）: 71-75.

2. 张红,张丽敏,张炳华,等. 2009-2013 年医院感染丙型肝炎暴发流行调查分析. 中华医院感染学杂志, 2014（10）: 2503-2504.

3. 李六亿,刘玉村. 医院感染管理学. 北京: 北京大学医学出版社, 2010.

4. 医院感染管理办法. 中华人民共和国国家卫生部令第 48 号, 2006. http://www.nhfpc.gov.cn/zwgk/wlwl/200804/5a92cc5c37234062834ed79bb0329c3b.shtml

5. 中华人民共和国国家卫生和计划生育委员会. 医疗机构血液透析室管理规范, 2010.

6. 中华人民共和国卫生部. GBZ/T 213-2008. 血源性病原体职业接触防护导则, 2009. http://www.

nhfpc.gov.cn/zwgkzt/pyl/200909/42930/files/f3beee0e56424ad1b7f5d09380155e73.pdf

7. 李燕,梁颖茹,贺征,等. 25所基层医疗机构医院感染管理现况调查. 中国消毒学杂志, 2015, 32(11): 1094-1096.

8. 范晓婷,孙华昌,孟庆慧,等. 基层医疗机构医院感染控制问题及干预措施. 中华医院感染学杂志, 2014, 24(17): 4385-4387.

9. 中华人民共和国卫生部. WS/T313-2009. 医务人员手卫生规范, 2009. http://www.nhfpc.gov.cn/zwgkzt/s9496/200904/40118/files/5fe4afce5b874512a9780c724a4d5be0.pdf

第三章

丙型肝炎的消毒方法

丙型肝炎病毒主要经血液传播（输血、使用血制品、静脉吸毒、使用污染的诊疗器械等），对复用的介入性医疗用品进行可靠的消毒灭菌非常重要。其他途径导致的病毒传播也可通过消毒灭菌等措施来控制，如防止通过理发、修脚工具等传播 HCV 需要对其进行消毒处理；要防止输血和血制品的传播，应加强献血员的管理，并注意采供血操作过程的安全，进行有效的消毒处理；要防止 HCV 在家庭中的传播，应注意个人卫生，用具分开使用，及时进行消毒处理；要防止性生活中经过体液的感染，与丙型肝炎患者同房时应使用安全套；要对医疗废物按要求进行分类收集，由医疗废物处置中心集中进行无害化处理，没有实行集中处置的区域或单位应采取可靠的消毒措施对医疗废物进行消毒处理，应特别注意损伤性医疗废物的风险；对丙型肝炎患者活动过的场所，必要时可依据国家标准《传染病疫源地消毒总则》的要求进行终末消毒。

一、复用医疗器械的处理

复用医疗器械应依次经过清洗、消毒和（或）灭菌程序。修脚工具等也宜按此程序处理。各流程基本要求如下：

（一）收集

复用医疗器械使用后直接置于专用容器内待处置。使用的容器、工具每次用后应清洗、消毒，干燥备用。

（二）分类

根据医疗器械的材质、精密程度等进行分类，选择不同的消毒、灭菌方法。

（三）清洗

1. 基本原则

（1）医疗器械须拆卸部分应拆开后清洗，器械的关节应打开清洗，管腔器械应冲洗管腔。

（2）精密医疗器械的清洗，应遵循器械生产厂家提供的使用说明或指导手册。

（3）常规的医疗器械可手工清洗；精密、复杂器械和有机物污染较重的器械手工清洗达不到要求时应考虑机器清洗。基层医疗机构按实际情况配备清洗设备、用品。

（4）医疗器械的清洗应包含冲洗、洗涤、漂洗、终末漂洗四个步骤。

2. 机器清洗　按照清洗设备生产厂家提供的使用说明书进行医疗器械的清洗。应尽量采用机器清洗。

3. 手工清洗

（1）准备：选用与医疗器械材质、尺寸相匹配的刷洗用具、用品，不应使用钢丝球类用具和去污粉等，避免器械磨损；手工清洗时水温宜为 15~30℃；清洗用具、清洗池等应每天清洁与消毒。

（2）冲洗：将医疗器械置于流动水下冲洗，初步去除污染物。

（3）洗涤：冲洗后，应用酶清洁剂或其他清洁剂浸泡后刷洗、擦洗，去除血渍、污渍、水垢等残留物质和锈斑。刷洗操作应在水面下进行，防止产生气溶胶。

（4）漂洗：洗涤后，再用流水冲洗或刷洗，去除清洁剂和污物残留。

（5）终末漂洗：应用纯净水或蒸馏水进行冲洗。

4. 消毒与灭菌

（1）耐热耐湿的医疗器械选用压力蒸汽灭菌器进行消毒灭菌。

（2）选用化学消毒剂浸泡消毒灭菌的医疗器械不宜为侵入性的。消毒剂应经过安全性评价并在有效期内。应定期清洗、消毒用于浸泡消毒、灭菌医疗器械的容器。

（3）不耐热的器械可以采用低温灭菌器进行灭菌。

1）环氧乙烷灭菌器：环氧乙烷气体杀菌力强、杀菌谱广，可杀灭各种微生物包括细菌芽胞。具有不损害灭菌物品且穿透力强等特点。使用时应按照环氧乙烷灭菌器生产厂家的操作使用说明书规定，根据灭菌物品种类、包装、装载量与方式不同，选择合适的灭菌参数。①在一定范围内，温度升高、浓度增加，可使灭菌时间缩短。②控制灭菌环境的相对湿度和物品的含水量，一般以相对湿度在 60%~80% 为好。③菌体表面含有的有机物越多，越难杀灭。在无机盐或有机物晶体的微生物，用环氧乙烷难以杀灭。

2）过氧化氢低温等离子体灭菌器：过氧化氢具有广谱、高效、速效、无毒、纯品稳定性好等优点。其原理是依靠过氧化氢的氧化能力达到灭菌目的。影响其灭菌效果的主要是作用部位过氧化氢气体的浓度、温度和作用时间。

3）低温甲醛蒸汽灭菌器：甲醛对所有微生物都有杀灭作用，包括细菌芽胞。甲醛气体灭菌效果可靠，影响因素较少，且使用方便，对消毒、灭菌物品基本无损害。甲醛自然扩散的能力较差是其缺点之一，特别是甲醛有致癌作用，这是许多医疗机构对其敬而远之的主要原因。低温甲醛蒸汽灭菌器通过灭菌腔体内的真空状态和持续的负压状态较好地解决了这些缺点,可用于不耐热耐湿物品的灭菌。低温甲醛蒸汽灭菌器具有安装、操作简单,监测方法可靠等特点。

4)过氧乙酸灭菌器:过氧乙酸作为一种灭菌剂主要依靠其氧化能力进行杀菌,具有灭菌效果可靠、灭菌速度快等优点,但传统的过氧乙酸腐蚀性强,属于易爆的高危险化学品,储存、运输、使用存在很多不便,对眼及皮肤损害严重,不适用于手工浸泡法消毒灭菌。过氧乙酸灭菌器多采用腐蚀性较低的新型过氧乙酸对内镜进行消毒或灭菌,具有安装、操作简单,消毒效果较可靠等优点。

5. 干燥

(1)首选专业干燥设备进行干燥处理,干燥温度为 70~90℃。

(2)压力蒸汽灭菌器若能设置干燥程序,应运行干燥程序使医疗器械干燥。

二、地面和物体表面的消毒

(一)地面

一般情况下,地面要湿式拖扫,禁止干拖干扫。遇污染及时清洁与消毒,消毒可选择 0.1% 含氯消毒剂、0.1% 过氧乙酸或 1000~2000mg/L 的季铵盐拖地。拖把应专区专用,污染区和清洁区不得混用。使用后,用上述消毒液浸泡 30 分钟,再用水清洗干净,干燥保存。

(二)物体表面

一般情况下湿式清洁,遇污染及时清洁与消毒;消毒可选择 0.1% 含氯消毒剂、0.1% 过氧乙酸或 1000~2000mg/L 的季铵盐擦拭,消毒作用 10~15 分钟。若有明显污染,应立即用消毒干巾或消毒粉覆盖,也可用 0.2%~0.5% 过氧乙酸或有效氯为 5000~10 000mg/L 的含氯消毒剂喷洒于污染表面,使消毒剂覆盖浸没污染物,保持 15~30 分钟。

三、手卫生

手卫生是所有手部清洁行为的通称,包括消毒洗手、消毒手揉搓、洗手、手清洁、外科手消毒等。许多调查和前瞻性研究都证明了医护人员污染的手在医源性感染中的重要角色。以输献血为例,提供患者安全的血液需要很多步骤,包括筛选合格的献血者,无损伤地采集血液,检测血液是否受到 HIV、HBV、HCV、梅毒螺旋体和疟原虫等病原体的污染,将血液转化为血制品,血液和血制品的发放、将血制品用于患者等各个环节,这些环节都与手卫生密切相关,手卫生对于血液和血制品的安全至关重要。促进手卫生的策略至少应该包括以下内容:

1. 指南、计划与作业指导书。

2. 教育和促进。

3. 洗手设施、洗手消毒液和手护理。

4. 实验室研究、流行病学调查、可靠的评价指标。

四、医疗废物的收集与处理

传染性废物、病理性废物和损伤性废物等可能具有感染性的医疗废物应按照当地卫生部门和环境保护部门的要求进行分类、收集和处理。

1. 剩余标本（如组织器官、动物尸体），检验后的废弃标本及其容器（如塑料袋、纸袋）应尽量焚烧处理。

2. 液体废弃标本可用121℃ 30分钟压力蒸汽灭菌处理。

3. 金属、玻璃容器及夹取标本用的工具，干热160℃ 2小时或湿热121℃ 15分钟压力蒸汽灭菌处理。亦可用0.5%过氧乙酸或有效氯为2000mg/L的含氯消毒剂浸没，消毒作用30~60分钟。消毒后冲洗干净，干燥备用。

4. 对于不具备集中收集处置的医疗机构，对血液污染的物品可采用加热消毒或消毒剂浸泡的方法进行处理，对注射器及其他锐器先毁形后消毒处理。

五、生物安全柜的处理

（一）生物安全柜内表面消毒

每次使用前后，需清除生物安全柜内表面的污染。工作台面和内壁需进行消毒处理，所用消毒剂应能杀死安全柜里所有可能的微生物。一般可用0.2%~0.5%过氧乙酸或有效氯为1000~2000mg/L的含氯消毒剂喷洒、擦拭，消毒作用10~15分钟，或用75%酒精擦拭消毒作用至酒精干燥。消毒后，还须用净水再次进行擦拭。

在生物安全柜中发生有生物学危害的物品溢出时，应在安全柜处于工作状态下立即清理。要使用有效的消毒剂，并在处理过程中尽可能减少气溶胶的生成。所有接触溢出物品的材料都需进行消毒和（或）压力蒸汽灭菌。

（二）甲醛熏蒸法消毒生物安全柜

生物安全柜在移动以及更换过滤器之前，必须清除污染。最常用的方法是采用甲醛蒸汽熏蒸。应该由有资质的专业人员来清除生物安全柜的污染。

清除Ⅰ级和Ⅱ级生物安全柜的污染时，要使用能让甲醛气体独立发生、循环和中和的设备。可使用甲醛蒸汽发生器来进行安全柜的熏蒸，其使用参照厂家说明书。另外，也可将适量的多聚甲醛（空气中的终浓度达到0.8%）放在电热板上面的长柄平锅中（在生物安全柜外进行控制），然后将体积多于多聚甲醛10%的碳酸氢铵置于另一个长柄平锅中（在生物安全柜外进行控制）。在柜外将该平锅放置到第二个加热板上，在安全柜外将电热板接上插头通电，以便需要时在柜外通过开关电源插头控制盘子的操作。如果相对湿度低于70%，在使用强力胶带密封前部封闭板之前，还要在安全柜内部放置一个开口的盛有热水的容器。

将放有多聚甲醛平锅的加热板接通电源，在多聚甲醛完全蒸发时切断电源，使生物安全柜静置至少6小时；然后接通放有碳酸氢铵平锅的加热板，使其蒸发后切断电源；接通生物安全柜电源两次，每次启动约 2 秒，使碳酸氢铵气体循环，静置 30 分钟。使用前应擦掉生物安全柜表面的残渣。

六、疫源地消毒

疫源地消毒是用各种消毒因子杀灭患者污染的各种媒介上的病原体，从而达到消灭疫源地的目的。患者离开医院后，必要时采取疫源地消毒。常用含氯消毒剂如漂白粉进行消毒处理，对一般物品表面进行喷雾消毒时，消毒剂的浓度一般为 1000~2000mg/L，作用 15 分钟。对一般物品进行浸泡消毒时，可用 250~500mg/L 的含氯消毒剂溶液浸泡 30 分钟。对受到血液污染的物品进行消毒处理时其用量较大，一般需用 10 000mg/L 的含氯消毒剂溶液对其进行消毒处理。

（张流波 朱亭亭）

参考文献

1. 中华人民共和国卫生部. WS/T 367–2012. 医疗机构消毒技术规范, 2012. http://www.nhfpc.gov.cn/zwgkzt/s9496/201204/54510/files/2c7560199b9d42d7b4fce28eed1b7be0.PDF
2. 中华人民共和国卫生部. WS310. 2–2009. 医院消毒供应中心　第 2 部分：清洗消毒及灭菌技术操作规范, 2009. http://www.nhfpc.gov.cn/zwgkzt/s9496/200904/40114/files/5e17eb8dfdf243ed88a89862db0d03ed.pdf
3. 医疗卫生机构医疗废物管理办法. 中华人民共和国卫生部第 36 号令, 2003. http://www.nhfpc.gov.cn/zwgk/wlwl/200804/133efb6d99cd47d4ac6765a16874161c.shtml
4. 中华人民共和国卫生部. GB 19193–2015. 疫源地消毒总则, 2015. http://www.nhfpc.gov.cn/ewebeditor/uploadfile/2015/07/20150731104831511.pdf

第四章

血液透析中心（室）
医院感染的防控

血液透析中心（室）是采用血液透析（hemodialysis，HD）的方式给肾功能衰竭患者进行血液净化治疗的场所，血液透析时需将患者血液引出体外，血液在透析器中与透析液进行物质交换，达到清除体内代谢废物，排出体内多余水分，纠正电解质和酸碱失衡的目的，血液透析作为一种肾功能衰竭的替代治疗已在各级各类医疗机构广泛开展。

血液透析感染是较常见的医院感染，近年来血液透析患者日益增多，获得性血源性感染的发生率也逐年增高，国内外有关调查资料显示：血液透析感染率高达 12%~38%，感染是导致尿毒症透析患者死亡的第二位原因，仅次于心血管疾病。感染不仅加重患者病情，降低生活质量，增加经济负担，还直接影响医疗质量和患者安全，已成为全球性突出的公共卫生问题，引起卫生行政部门及各级各类医疗机构管理者与医务人员的关注与重视。

随着血液透析技术疗法的广泛应用，伴随的各种感染已成为世界性的严重问题。血液透析患者一直被美国疾病预防控制中心（CDC）列为医院感染的高危险人群。美国 CDC 报道：美国血液透析患者 HCV 的发病率为 8.9%，而来自发展中国家的报告显示 HCV 的发病率普遍较高。透析时间的增加是 HCV 感染的主要危险因素，长时间透析的危险度大于输血。德国对 43 所血液透析中心 2796 例患者的调查显示，所有输血患者 HCV 与 HCV RNA 阳性率分别为 5% 与 2.2%，而未输血，但透析持续年限超过 10 年和 20 年患者 HCV 抗体与 HCV RNA 阳性率分别为 11.0%~71.4% 与 8.6%~42.0%。透析时间可看作一个与输血无关的独立危险因素，提示存在着与透析相关的医源性传播危险。

我国对血液透析感染的研究始于 20 世纪 80 年代末，但全国性的调查数据较少。大连市 CDC 于 2003 年检测 2 所市级医院、2 所区级医院、2 所企事业医院血液透析患者血清样品 223 份，其中男性 137 例，女性 86 例，年龄 27~80 岁，透析时间为 1 个月至 14.5 年，透析次数 4~2600 次，检测肝功能异常者占 4.7%，

HBV 总感染率为 78%，巨细胞病毒（cytomegalovirus, CMV）、EB 病毒（epstein-barr virus, EBV）感染率分别为 74.9%、73.1%，未发现 HIV 感染。我国部分血液透析中心报道，血透病人的 HBV 患病率为 27.1%~55.6%，显著高于发达国家和一些发展中国家。1998 年，有学者对 62 例血液透析患者进行 HCV 感染现患调查发现，HCV RNA 阳性率为 54.8%，北京协和等 4 家血液透析中心 225 例患者现患调查 HCV RNA 阳性率为 16.4%。1998 年 6 月至 2008 年 12 月，有学者随访了我国某医院血液透析患者，采用 ELISA 法每隔 6 个月在同一实验室检测抗 -HCV。随访 225 例抗 -HCV 阳性的血液透析患者中，其中 167 例患者有输血和血制品史，平均输血（6.5 ± 2.2）U；有 58 例患者从未输血和血制品而抗 -HCV 阳转。

我国曾发生过多起因血液透析引发 HCV 暴发的事件，引起社会各界的高度关注，2007—2009 年山西太原、山西煤炭总医院及安徽省某县医院共对 182 例患者进行相关检测，结果发现有 78 例患者 HCV 抗体阳性，主要存在血液透析患者医院感染和 HCV 交叉感染的隐患，医源性感染仍是一个非常重要的感染途径。

原卫生部先后下发了有关血液透析相关"标准""规范"及"指南"，使卫生行政主管部门及各级各类医疗机构有章可循、有法可依，进一步加大我国血液透析医院感染管理的力度，有力提升广大医务人员血液透析医院感染意识，使医务人员在频繁的医疗、护理工作中，自觉约束自己的医疗行为，遵守正确的操作规范，提高医务人员血液透析医院感染预防控制意识，减轻患者的痛苦和经济负担，提高医疗质量，确保患者安全。

第一节　风　险　因　素

一、医院血液透析中心（室）医院感染管理不到位

包括管理工作执行不力，制度不健全，医务人员职责不清，相关培训及具体措施落实监管不到位。

二、血液透析中心（室）布局不合理

部分医院和医疗机构血液透析中心（室）面积狭小，清洁区、潜在污染区及污染区未严格划分，存在洁污交叉（工作区域和辅助区域），诊疗单元面积不达标。相关设施配备不到位，部分医院手卫生设施不全，未配备干手设施，水龙头为手触式。

三、消毒隔离措施落实不到位

1. 透析机未实施严格的消毒，每次透析结束和两位透析患者之间，未对透析机表面或机器内部管路进行清洁与消毒，遇明显污染时未能做到随时清洁与消毒，部分透析机消毒剂使用浓度不达标，消毒时间不够。当传感器保护罩渗漏时,对透析机污染表面未及时进行清洁消毒及更换。

2. 没有严格区分隔离区,隔离区的医务人员没有相对固定,无专用的物品和操作用品车,对 HBV、HCV、HIV 和梅毒螺旋体检测反应阳性者未进行分机隔离透析,未设置急诊透析区,将急诊和未知病原的血液透析患者放在普通透析区,存在 HCV、HBV、HIV 等病原体交叉感染的隐患。每位透析患者透析结束后未能及时更换床单、被褥及枕套等。

四、对经血传播疾病监管措施执行不力

医院对长期血液透析患者未行 HBV、HCV、HIV 和梅毒螺旋体监测,对新入或其他医院转入的血液透析患者未常规进行监测或监测频率不高,资料未完全保存。

五、血液透析器复用与清洗管理不到位

相关管理制度缺失或不健全,登记欠完善。血液透析器复用消毒未选择合适的消毒剂,易破坏透析膜的完整性。

1. 医院自动清洗机或半自动清洗机的数量与复用透析器数目不匹配。

2. 经血传播疾病患者未能做到一次性使用透析器,医院未对复用透析器中血液及透析液出口盖进行消毒。

六、血管通路感染预防有待进一步完善

血管通路包括自体动静脉内瘘、移植物血管内瘘、长期导管、临时导管等。中心静脉插管相关感染会直接影响血管通路出现严重的并发症,长期导管留置与动静脉内瘘、移植等使感染几率增高。

七、标准预防执行不到位

职业安全防护意识差,手卫生不到位,无菌技术操作需规范,临床医务人员手卫生依从性不高,在两个透析患者之间未进行手卫生,不更换手套或摘手套后不洗手。

八、反渗水消毒不及时

供水系统未定期消毒,管道中水存留时间过长,形成死腔,易滋生细菌。透析用水处理流程不规范,透析液微生物含量超标。医院未对血液透析器水处理系统进行监测与保养,未做到每月对水处理系统进行保养,未按时对透析用水做细菌(每月)、内毒素(每季)、化学污染物(每年)及硬度进行检测等,对水处理系统的监测、消毒、保养及透析用水检测与管理有待进一步完善。

九、基层医疗机构血液透析室医院感染隐患较多,发生医院感染暴发的几率较高,由于基层医院医疗条件差,基础设施不完善,血液透析室布局不合理,设施不到位,流程不规范,复用清洗与消毒为手工操作,效果难以保证,透析器重复使用超过规定次数,缺乏消毒及灭菌完整的记录等。

十、医疗废物处置欠规范,盛装、转运及登记未完善。

第二节 防控措施

一、规范管理、健全制度、加强培训、监管到位、不断进行持续质量改进

各级医院应严格遵守国家有关血液透析医院感染预防控制的相关法律、法规及技术规范，并结合医院实际情况，制定具有科学性和可操作性的规章制度和消毒隔离措施；针对血液透析中心（室）易导致感染的高危因素和重点环节，不断规范、完善各项规章制度与工作流程，严格遵循标准预防原则，职业安全防护和应急预案，做到持续质量改进。加强血液透析中心（室）医务人员的理论知识学习，增强医院感染预防控制意识。血液透析中心（室）应建立医务人员的继续教育制度，定期组织学习；医务人员应接受血液透析相关的岗位培训，持证上岗。所有血液透析中心（室）医务人员应掌握血液透析医院感染特点与预防控制措施；无菌技术操作和消毒隔离基本原则与技能；相关仪器设备、环境消毒；职业防护原则与方法等相关知识与技能，并定期组织考核。加大监管力度，不断进行持续质量改进。

二、血液透析中心（室）应布局合理，设施完善，流程规范

血液透析中心（室）应布局合理，分区明确，区域间不交叉，标识清楚，应分为普通透析治疗区、隔离治疗透析区和急诊透析治疗区；隔离透析区护理人员应相对固定，避免交叉感染，每4个透析单元应配备一套手卫生设施，采用非手触式水龙头开关，并配备适量的速干手消毒剂；隔离透析区应配备手卫生设施，隔离区患者使用的（透析机、血压计、听诊器、治疗车、抢救车）等设备和物品应专区使用，并有标识。每个透析单元面积不少于 $3.2m^2$，床（椅）间距不少于 1m，感染指标结果未出而又需要紧急透析的患者，应暂时放置在急诊透析区。

三、血液透析中心（室）消毒隔离措施落实到位

每次透析结束后，应对透析机表面和机器内部管路进行清洁与消毒。透析时如发生透析器透析膜破损，应及时对透析机内部及表面进行彻底消毒，方可再次使用。传感器保护罩渗漏时应立即对透析机污染表面进行清洁与消毒并更换。透析机排液管不应直接接入排水管，应有一定的气隔。

四、经血传播疾病的筛查与检测

1. 第一次透析的患者或由其他医疗机构转入的患者，应在治疗前进行 HBV、HCV、HIV 及梅毒螺旋体感染的相关筛查。

2. HCV 抗体阳性的患者应该进一步行 HCV-RNA 及肝功能指标的检测，HBsAg 阳性的患者应进一步行 HBV-DNA 及肝功能检测，登记患者检查结果，并保留原始资料。长期血液透析患者应每 6 个月进行一次 HBV、HCV、HIV 等相关检测。

五、加强对血液透析复用的管理

血液透析器复用应遵循《血液透析器复用操作规范》，血液透析器复用应用于同一患者。对可能通过血液传播的感染性疾病患者使用的血液透析器不应复用。复用透析器下机后应及时处理。血液透析器的血室和透析液室应无菌。血液透析器的血液出入口和透析液出入口均应消毒。血液透析器复用中消毒液的使用应遵循生产厂家使用说明，血液透析器外壳应使用与血液透析器外部材料相适应的消毒液浸泡消毒。

六、加强对血液透析患者血管通路、移植物血管内瘘、长期导管等感染预防

1. 血管通路感染的预防　对自体动静脉内瘘的患者应严格遵循无菌操作原则，穿刺前应彻底清洁穿刺部位，应最大化消毒内瘘穿刺部位。在皮肤消毒前应确定穿刺位置，穿刺成功后固定穿刺针及时将透明半透膜敷料或无菌纱布覆盖穿刺部位。

2. 移植物血管内瘘感染的预防　应最大化消毒内瘘穿刺部位，消毒次数应多于自体动静脉内瘘。应在皮肤消毒前确定穿刺位置，穿刺成功固定穿刺针后，及时将透明半透膜敷料或无菌纱布覆盖穿刺部位。治疗结束后，覆盖在穿刺部位的透明半透膜敷料或无菌纱布取下的时间应适当延长。

3. 长期导管感染的预防　血液透析的导管护理，应由受过相关培训的透析中心（室）医务人员执行。置管操作时应评估环境是否符合要求。每次进行透析治疗时，应评估导管出口处有无感染、脱出症状，评估导管端口有无裂痕，并进行换药，导管帽或导管接头打开前应使用消毒剂浸泡消毒。

七、遵循强化医务人员标准预防，加强医务人员职业安全防护意识

严格执行手卫生规范，提高手卫生的正确性和依从性。在给患者进行血液透析时，应配备个人防护用品（手套、口罩、隔离服、防水围裙、面罩、护目镜等）及洗眼装置等，个人防护用品按需使用。定期对医务人员进行 HBV 和 HCV 标志物的监测。HBV 血清标志物阴性的医务人员应进行乙肝疫苗接种。

八、加强对血液透析医院感染相关监测

各医疗机构应开展经血传播疾病感染、血管通路感染如导管相关感染、自体动静脉内瘘感染，人造血管内瘘感染等监测。发生与血液透析相关的医院感染暴发时，应根据《医院感染管理办法》《医院感染暴发报告及处置管理规范》的相关规定进行处置、上报。

（一）透析用水的监测

细菌监测应每月 1 次，采样部位为反渗水供水管路的末端，细菌数 <100cfu/ml。干预水平应建立在系统微生物动力学知识之上，通常干预水平是最大允许水平的 50%。内毒素监测应每 3 个月 1 次，采样部位为反渗水供水管路的末端，内毒素 <0.25EU/ml。必须建立干预水平，通常干预水平是最大允许水平的 50%。

（二）透析液的监测

应每月进行透析液的细菌监测，在透析液进入透析器的位置收集标本，细菌数 <100cfu/ml。干预水平应建立在系统微生物动力学知识之上，通常干预水平是最大允许水平的 50%。应每 3 个月进行透析液的内毒素监测，留取标本方法同细菌培养，内毒素 <0.25EU/ml。必须建立干预水平，通常干预水平是最大允许水平的 50%。透析液的细菌和内毒素监测每年应覆盖所有透析机。细菌检测可参考附录 A，内毒素检测应遵循中国药典《细菌内毒素检查法》。

（三）透析机表面消毒效果的监测

应每季度对透析机表面的消毒效果进行监测，透析机表面的细菌菌落总数应 $\leq 10cfu/cm^2$。

（四）环境微生物监测

每季度应对空气、物体表面及医务人员手进行微生物监测，登记并保留原始资料。空气监测的细菌菌落总数应 $\leq 4cfu/5min \cdot 9cm$ 直径平皿，物体表面监测的细菌菌落总数应 $\leq 10cfu/cm^2$，卫生手消毒，监测的细菌菌落总数应 $\leq 10cfu/cm^2$。

九、加强对基层医疗机构血液透析（室）的管理

近年来，血液透析医院感染暴发事件大部分发生在基层，加强对基层医疗机构血液透析医院感染管理势在必行，因地制宜，逐步做到布局合理，设施完善，流程规范，结合我国基层医院实际制定相关的管理制度和消毒隔离措施，定期组织基层医务人员学习血液透析医院感染防治知识，定期对医务人员进行考核，加大监管和督查力度，及时发现基层医院存在的问题及薄弱环节，进行专业技术指导，不断提高基层医院血液透析医院感染预防控制能力。

十、加强对血液透析医疗废物管理

医疗废物的处置应遵循《医院废物管理条例》《医疗废物管理办法》及相关配套文件的管理规定，不断完善医疗废物处置、盛装、转运与登记。

（邓 敏 吴艳艳）

参考文献

1. ANSI/AAMI RD52–2004. Dialysate for hemodialysis. Developed by Association for the Advancement of Medical Instrumentation. 2004.
2. 中华人民共和国卫生部. GB5749–2006. 生活饮用水卫生标准. http://www.nhfpc.gov.cn/cmsresources/zwgkzt/wsbz/new/20070628143525.pdf
3. ISO 13959：2014. Water for haemodialysis and related therapies. Developed by International Organization for Standardization. 2014.
4. 卫生部关于对医疗机构血液透析室实行执业登记管理的通知（卫医政发〔2010〕32号）. http://www.nhfpc.gov.cn/mohyzs/s3578/201003/46340.shtml

5. 卫生部关于印发《血液透析器复用操作规范》的通知（卫医发〔2005〕330 号）. http://www.nhfpc.gov.cn/yzygj/s3589/200804/186e5297b6334a85bc7d85cbb23c4bde.shtml

6. 中华人民共和国卫生部. WS/T313–2009. 医务人员手卫生规范, 2009. http://www.nhfpc.gov.cn/zwgkzt/s9496/200904/40118/files/5fe4afce5b874512a9780c724a4d5be0.pdf

7. 中华人民共和国卫生计划生育委员会关于印发《医疗机构血液透析室管理规范》的通知（卫医政发〔2010〕35 号）.
http://www.nhfpc.gov.cn/zwgk/glgf/201306/011a11e520404555a74d0932a7bf59fd.shtml.

8. 卫生部关于印发《血液净化标准操作规程（2010 版）》的通知（卫医管发〔2010〕15 号）.
http://www.nhfpc.gov.cn/yzygj/s3589/201002/eca13409074942f1bee6ee79848506bf.shtml

9. 国家食品药品监督管理局. YY 0793. 1–2010. 血液透析和相关治疗用水处理设备技术要求. 北京：中国标准出版社, 2012.

10. 中华人民共和国住房和城乡建设部. GB 51039–2014. 综合医院建筑设计规范. 北京：中国计划出版社, 2015.

11. 李六亿, 刘玉村. 医院感染管理学. 北京：北京大学医学出版社, 2010.

12. 王力红, 朱士俊. 医院感染学. 北京：人民卫生出版社, 2014.

13. 邓敏, 吴艳艳. 血液透析医院感染管理现状调查. 中华医院感染学杂志, 2014（17）：4391–4393.

14. 朱亭亭, 黑发欣, 肖丹朝, 等. 血液透析患者丙型肝炎病毒检测的现状分析. 中华医院感染学杂志, 2015（12）：2790–2792.

15. CDC. Recommendations for preventing transmission of infec–tions among chronic hemodialysis patients. MMWR, 2001, 50（No. RR–5）：1–43.

16. SHEA. SHEA Guideline for Management of Healthcare Workers Who Are Infected with Hepatitis B Virus. Hepatitis C Virus, and or Human Immunodeficiency Virus. Infect control Hosp Epidemiol, 31（3）：203–232.

第五章

口腔医疗机构（科）医院感染的防控

口腔诊疗操作过程中，医务人员与患者面对面近距离接触，往往暴露于患者的血液、唾液等形成的飞沫或气溶胶中。HCV可通过沾有血液、唾液的牙科器械或医务人员的手，经由微小创面造成医源性交叉感染，口腔患者和医务人员均是经血传播性疾病的高危人群。

目前虽尚无数据证明口腔医生感染HCV的风险比普通人群高，但由于目前HCV尚无有效的疫苗、对于经常暴露于患者血液的口腔医务人员来说HCV是防控重点。在口腔医疗机构（科）中，如感染控制措施执行不到位，可能导致HCV的传播。2013年，美国俄克拉荷马州一牙科诊所，由于灭菌和隔离措施不到位，引发了患者—患者间的HCV感染，在4202名受检者中，有89名患者被检测出HCV阳性。郭伟等对某省农村地区HCV感染状况的调查发现，有拔牙、镶牙、补牙经历的人群感染HCV的风险是普通人群的1.31倍（比值比，odds ratio，OR值=1.31）。意大利一项社区获得性HCV的队列研究表明，在1999—2004年期间招募的214名急性HCV患者中，有32%的患者至少接触过血液透析、侵入性检查、住院、口腔治疗及手术等其中一种诊疗程序。因此，HCV在口腔医疗机构（科）内的感染防控必须予以重视。

第一节　风险因素

一、人员因素

（一）患者

HCV感染者一般为无症状携带者，患者本人往往不知道自己的感染状况，或因为存在社会歧视等原因，在询问病史时不易获得患者相关信息。患者在口腔门诊就诊时一般不做传染病筛查，若相关消毒隔离措施不到位，对医务人员及其他患者会构成潜在危险。

（二）医务人员

接种疫苗是防止感染的最有效保护措施，但目前 HCV 尚无疫苗，医务人员无法通过预防接种的方式来预防 HCV 的感染。口腔诊疗操作多为有创操作，如根管治疗、牙周刮治、外科拔牙等，口腔医务人员暴露于感染的血液或者被血液污染的唾液时可能会发生 HCV 感染。暴露途径包括尖锐物品划伤，飞溅物接触到眼睛、鼻子或破损皮肤等。因此，医务人员若在临床工作中个人防护不规范会存在感染风险。另外，医务人员若消毒隔离意识匮乏，也会因不当操作造成患者感染。

二、口腔器械

口腔器械按危险程度可分为高、中、低度危险口腔器械。

高度危险口腔器械：接触患者破损黏膜、进入无菌组织或穿破口腔软组织、进入骨组织或牙齿内部的各类口腔器械。包括拔牙器械、牙周器械、根管器具、手术器械等，如拔牙钳、牙洁治器、根管扩大器、手术用牙科手机等。

中度危险口腔器械：接触患者完整口腔黏膜或牙齿表面的口腔器械。包括各类检查器械、正畸用器械、修复用器械、各类充填器等，如口镜、正畸钳、去冠器等。

低度危险口腔器械：不接触患者口腔或间接接触患者口腔，参与口腔诊疗服务，虽有微生物污染，但在一般情况下无害，只有受到一定量的病原微生物污染时才造成危害的口腔器械。包括各类调刀、橡皮调拌碗等。

高度危险类口腔器械在使用过程中可接触到患者血液，若未进行严格灭菌可造成 HCV 交叉感染。中、低度危险口腔器械在使用中虽不直接接触患者血液，但在消毒不当的情况下使用，也会成为 HCV 交叉感染的潜在危险因素。

三、口腔材料

一些需进入患者口腔的材料在使用过程中可能接触到患者的体液、血液，如修复科中的印模、蜡块，从患者口中取出的需调理修整的装置、义齿等，这些材料如未经过清洁消毒处理可能会造成 HBV、HCV 的传播。

四、制度及操作规范

医疗机构应依据相关法律、法规、规范等制定本机构相关制度和操作规范来进行医院感染控制，内容涉及职业卫生防护、手卫生、消毒灭菌、环境卫生等。相关制度不全面、信息不准确或执行不力是口腔医疗机构（科）内 HCV 感染的潜在风险。

五、口腔诊疗环境

口腔诊疗环境中存在的感染风险主要涉及诊疗过程中的飞沫播散、医务人员手的污染传播、诊疗结束后严重污染的口腔综合治疗台及配套设施以及感染性及损伤性医疗废物等。

牙科手机高速旋转,超声洁牙、三用枪喷气(雾)、打磨抛光修复体等产生气雾飞沫,污染诊室空气和诊室治疗区域及物品表面,污染区范围以工作区为圆心,半径为1~2m。高速牙科手机磨牙产生的飞沫和气雾附着于医生手臂、面部颏下、胸部,隔离措施不当容易形成污染播散。

高速涡轮牙科手机停止转动的瞬间,涡轮惯性旋转,在机头内形成负压,可导致患者口腔中的唾液、血液、微生物、切割碎屑等污染物回吸入牙科手机内部的水、气管道,甚至可经手机接头进入口腔综合治疗台的水、气管道系统。病原微生物可以在牙科手机内部死角及管道侧壁形成菌落和微生物膜并进行生长繁殖。当再次使用牙科手机时,回吸入牙科手机内部的污染物可以随水雾进入患者口腔造成医源性感染。

第二节　防控措施

一、加强医务人员的自我防护

在临床工作中,医务人员应自觉提高自我防护意识,采取标准预防方法进行自我防护。认定患者的血液、体液、分泌物、排泄物均具有传染性,须进行隔离,不论是否有明显的血迹污染或是否接触非完整的皮肤与黏膜,接触上述物质者,必须采取防护措施。

医务人员在进行口腔诊疗操作和接触污染物时,应戴口罩、帽子、手套。在有可能出现血液、体液、污染物和化学制剂飞溅时,应戴护目镜、必要时穿隔离衣。个人防护用品遇污染、破损,应及时更换。

严格执行职业暴露防护制度,发生锐利器械刺伤后应急处理,包括轻压挤血、清洗、消毒、包扎等,停止侵入性治疗操作,并立即报告登记,24小时内进行血清学检查。职业暴露于HCV阳性者,应由专家指导进行相应的暴露后预防用药。

二、严格执行口腔诊疗器械消毒灭菌技术规范

(一)基本原则

1. 凡重复使用的口腔器械,应达到"一人一用一消毒或灭菌"。

2. 高度危险口腔器械应达到灭菌。

3. 中度危险口腔器械应达到高水平消毒或灭菌,也可选用覆盖法。

4. 低度危险口腔器械应达到中或低水平消毒,也可选用覆盖法。

(二)口腔器械处理流程和操作规范

器械处理的工作区域应有明确的区分,依次为回收清洗区、保养包装区、消毒灭菌区、物品存放区。

1. 回收清洗区 用于器械的回收、清洗、干燥的区域。

（1）器械回收：复用口腔器械使用后应与废弃物品分开，并根据材质、功能、处理方法的不同进行分类；使用后的牙科小器械应保湿放置，回收至器械处理区进行处理；使用后的牙科手机、电动牙洁治器和电刀应初步去污，存放于干燥回收容器内；回收容器应于每次使用后清洗、消毒、干燥备用。

（2）器械清洗：包括手工清洗、超声清洗、热清洗消毒机清洗。牙科小器械、带关节齿缝和其他结构复杂的器械宜首选超声清洗；电动牙洁治器应将其连接的工作尖拆开后分别清洗；电动牙洁治器手柄宜选择手工清洗方法；牙科手机应根据内部结构或功能选择手工清洗保养或机械清洗保养。

（3）器械干燥：宜选用干燥设备对器械进行干燥处理。根据器械的材质选择适宜的干燥温度。金属类干燥温度70~90℃；塑料类干燥温度65~75℃。无干燥设备的及不耐热的器械、器具和物品，可使用消毒的低纤维絮擦布或气枪进行干燥处理。

2. 保养包装区 用于器械的检查与保养、包装的区域。

（1）器械的检查与保养：应采用目测或使用带光源放大镜对干燥后的口腔器械进行检查。器械表面、螺旋结构处、关节处应无污渍、水渍等残留物质和锈斑。应在包装前或灭菌前仔细检查器械清洁度，清洗质量不合格的，应重新处理；损坏或变形严重的器械应及时更换。

（2）器械包装：根据临床使用情况选择合适的包装材料。低度、中度危险的口腔器械可不包装，消毒或灭菌后直接放入备用清洁容器内。牙科小器械宜选用牙科器械盒盛装。口腔门诊手术包包内、包外均应有化学指示物，包外应标有灭菌器编号、灭菌批次、灭菌日期及失效期。

3. 消毒灭菌区 用于器械的消毒与灭菌。

（1）消毒方法：分为物理消毒和化学消毒。物理消毒方法应首选机械热力消毒。

（2）灭菌方法：口腔器械应首选物理灭菌方法，牙科手机应首选压力蒸汽灭菌，碳钢材质的器械宜选干热灭菌。

4. 物品存放区 用于器械储存的区域。

该区域应配备物品存放柜或存放车。灭菌物品与消毒物品应按照包装类型或盛装容器类型进行分类放置，并应有明显区分标识。高度危险器械应无菌保存，中、低度危险器械应清洁保存。

包装的无菌物品储存有效期见表5-1。无包装的高度危险器械灭菌后应立即使用，有效期不超过4小时。

表 5-1　包装材料无菌有效期

包装类型	纺织材料和牙科器械盒	一次性纸袋	一次性皱纹纸和医用无纺布	一次性纸塑袋
有效期	7 天	30 天	180 天	180 天

三、规范使用和处理口腔特殊材料

1. 一支麻药（如碧兰麻等）一人一用，不可多人使用。

2. 污染印模、蜡块等须清洁消毒后送加工，可采用 500mg/L 含氯消毒剂浸 5~10 分钟，或印模消毒清洗机消毒。

3. 修复、正畸装置和义齿需经过有效消毒后方可进入患者口腔。

4. 从患者口中取出的需调理修整的装置、义齿，必须进行有效清洁消毒后转入技术加工。

5. 每个患者更换清洁的抛光布轮，更换或消毒石英砂，可选用有效氯 250mg/L 的含氯制剂浸泡石英砂，消毒液每日更换。

6. 诊疗过程中使用公用无菌器物取用公共材料，如隔湿棉、树脂等。

四、规范落实相关制度

（一）严格执行《医务人员手卫生规范》

以下情况应进行手卫生处理：医务人员在直接接触患者前后；进行无菌操作前；接触清洁、无菌物品之前；处理污染物品之后；摘手套后；手有可见污染物时。

1. 用于洗手的肥皂或者皂液应当置于洁净的容器内，容器应当定期清洁和消毒，使用的固体肥皂应保持干燥。

2. 干手设施，应避免造成二次污染。

3. 手部有血液或其他体液等肉眼可见的污染时，应用肥皂（皂液）和流动水洗手。当手部没有肉眼可见污染时，宜使用速干手消毒剂消毒双手代替洗手。

（二）预防针刺伤

1. 保持警觉。

2. 应用安全物品

（1）甄别并评估安全的尖锐器械以便使用。

（2）使用那些能够避免手持污染物，可降低针刺伤危险的器具。

（3）使用耐刺、防渗漏利器盒容纳废弃的注射器与针头、手术刀片和其他尖锐器械。

（4）确保利器盒有警示标志。

3. 安全操作

（1）禁止回套针头。

（2）用完的尖锐器械立即放入耐刺、防渗漏的利器盒中。

（3）拿尖锐器械的尾部进行传递，并注意避开所有人。

（4）使用器械而不是用手回收缝合和麻醉注射用的物品。

五、环境卫生及医疗废物管理

（一）严格执行消毒隔离工作制度

1. 牙科治疗台及其配套设施应每日清洁、消毒，遇污染应及时清洁、消毒，包括诊椅、操作台面、痰盂、把手、操作面板等。

2. 使用一次性吸唾管，每次使用后清洁消毒吸唾管路接口处及外表面（也可更换覆盖物），并清洗吸唾管路，每日终末消毒吸唾管路。

3. 气动高速涡轮牙科手机在治疗结束后，综合治疗台应空转30秒排除管路内水汽。

4. 口腔诊疗区域内应当保证环境整洁，每日对口腔诊疗、清洗、消毒区域进行清洁、消毒；每日定时通风或者进行空气净化；对可能造成污染的诊疗环境表面及时进行清洁、消毒处理。每周对环境进行一次彻底的清洁、消毒。

（二）严格执行医疗废物管理要求

口腔医疗废物主要分为感染性废物和损伤性废物。

1. 感染性废物是指携带病原微生物具有引发感染性疾病传播危险的医疗废物，如被患者血液、体液、排泄物污染的棉签、纱布、一次性使用医疗用品等，少量拔除的牙齿可以作为感染性废物处理。处理方法是放入黄色塑料袋，统一收集至贮存间，集中处置。

2. 损伤性废物是指能够刺伤或者割伤人体的废弃医用锐器，如车针、探针、根管锉、刀片、针头等。处理方法是放入黄色利器盒，统一收集至贮存间，集中处置。

（苏 静 韩 冰）

▮▮▮▮▮ 参考文献

1. Jean Williams. One confirmed hepatitis C infection in ongoing investigation of Tulsa dental office, http://www.ada.org/en/publications/ada-news/2013-archive/september/one-confirmed-hepatitis-c-infection-in-ongoing-investigation-of-tulsa-dental-office（September 19, 2013）.

2. 郭伟，孟晓军，阎瑞雪，等. 吉林省农村地区丙肝感染状况及影响因素. 实用预防医学，2011，18（1）：54-56.

3. 崔姝娟，王晓春. 丙型肝炎流行状况及危险因素的研究进展. 中国艾滋病性病，2014（2）：141-144.

4. 卫生部关于印发《医务人员艾滋病病毒职业暴露防护工作指导原则（试行）》的通知（卫医发〔2004〕108号）. http://www.nhfpc.gov.cn/yzygj/s3593/200804/156e55df4e4b47f9973d7cb4bb47f76f.shtml

5. 卫生部关于印发《医疗机构口腔诊疗器械消毒技术操作规范》的通知（卫医发〔2005〕73号）. http://www.nhfpc.gov.cn/yzygj/s3576/200804/1e3b43d1a3d442eb8457cddec01658c4.shtml

6. 中华人民共和国卫生部. WS/T313–2009. 医务人员手卫生规范, 2009. http://www.nhfpc.gov.cn/zwgkzt/s9496/200904/40118/files/5fe4afce5b874512a9780c724a4d5be0.pdf

7. 医疗卫生机构医疗废物管理办法. 中华人民共和国卫生部第36号令, 2003. http://www.nhfpc.gov.cn/zwgk/wlwl/200804/133efb6d99cd47d4ac6765a16874161c.shtml

第六章

介入诊疗科医院感染的防控

介入诊疗（interventional treatment）是在 X 线的监视指导下将导管选择性或超选择性插管至病变的血管内，通过数字减影血管造影技术（digital subtraction angiography，DSA）拍片、栓塞等达到诊断和治疗的目的。因此它的实施过程同外科手术室的管理一样，需要有严格的无菌操作及消毒隔离制度，以防止各种感染性事件的发生。

由于介入治疗过程的特殊性，医务人员及患者被感染的几率呈现出一种较高的态势。对一组 501 次介入治疗手术调查显示，手术实施者的皮损发生率为 0.6%，术者皮肤被血液污染的发生率为 3.0%，操作时间超过 2 小时者其手套破损发生率 23%。在英格兰进行的两组调查资料显示，介入治疗中的血液喷溅污染发生率达 6.7%~8.7%，且随着操作时间的延长和更换导管次数的增加而增加。HBV、HCV、HIV 均是经血源性传播的病原体，了解患者病毒感染状况，对介入诊疗过程中医务人员感染的防制十分重要；但另一方面，医源性传播的风险同样不容忽视。

第一节 风 险 因 素

一、患者方面因素

明确患者自身的病毒感染状况，对预防介入诊疗过程中医务人员感染事件的发生十分重要。对 HBV、HCV、HIV 阳性的患者，手术实施中必须按照标准的消毒隔离制度严格执行，预防可能的医源性感染事件出现。急诊手术随时联系开展，但必须依照传染病手术流程的既定要求执行，防止可能的交叉感染事件发生。

二、医务人员因素

在介入诊疗过程中，医务人员要完成穿刺、插管、注射药物、造影及栓塞等一系列技术操作，而被患者血液污染的金属导丝、针头或者其他锐器很有可能对手术实施者造成伤害，从而导致术者被感染。

（一）针刺伤

针刺伤的发生往往与工作任务重，精神高度紧张，压力大，技术操作不熟练，针刺伤认识不足，未按正确操作流程进行等因素有关。其中对针刺伤认识不足是导致其不断发生的主要原因。

（二）锐器伤

介入诊疗术前的备皮过程中被污染的刀片划伤，介入诊疗过程中被污染的导管或导丝刺伤，术后拆除加压绷带时被污染的剪刀划伤等。

（三）其他风险因素

带有 HCV 病原体的血液直接污染医务人员皮肤伤口。接触了污染的敷料或 HCV 患者的其他物品。介入过程中，频繁接触到 HCV 患者的血液、胃液、痰液、胸水、腹水等。

三、介入诊疗室器械

介入诊疗手术必须在装有 X 线和 DSA 的机房内进行手术或操作，且手术的过程中随时需要拍片、透视，人员流动性较大，给无菌管理增加了难度。由于 X 线机及 DSA 机需要干燥，再加上机房里设有地下电缆，所以介入手术室的地面不宜大面积冲洗消毒，房间不宜采用过氧乙酸熏蒸消毒，这些都给消毒灭菌措施提出了更高的要求。

四、介入手术用材料

严格管理介入诊疗用各种导管及器材，做到专人专管。各类导管、导丝、管鞘、穿刺针、一次性手术包、注射器等定位放置，标识清楚，摆放有序，置于阴凉干燥处，避免高温潮湿及污染。介入手术中所用到的物品、器材尽量一次性备齐，减少介入手术中不必要的走动，手术台上备用的各类导管导丝分别放置在多层次的手术巾内，便于取放，同时避免在空气中暴露时间过长，增加污染机会。严格管理使用后的一次性物品，防止污染环境。

五、环境因素

介入手术室有条件时应设感染性手术间，无条件时应遵循先做无菌手术，后做感染手术的原则，对丙型肝炎病毒携带者或其他传染病者，最后或单独时段进行，遵守标准预防，并做好登记。

第二节 防控措施

一、完善监督管理、严格落实制度、实施标准预防、加强培训防护、持续质量改进

（一）遵守操作规范，预防针刺伤及其他意外伤害

医务人员应主动增强锐器伤的防护意识，充分认识针刺伤的危害性。工作中规范操作行为,遵守污染锐利处理流程,以防伤害到自身或者其他操作人员。介入时避免手和其他部位被锐器所伤,禁止用双手重新回套针帽,禁止运输或传递未盖帽的针头和刀片。使用后针头立即丢入锐器收集盒中,污染的刀片应用持物钳夹取,放入指定容器内,最大限度地减少被刺伤的机会。若不慎发生锐器伤应立即进行积极有效的处理并上报医院有关部门。

（二）强化标准预防观念,加强职业安全防护意识

充分了解 HBV、HCV、HIV 等血源性传播疾病的传播知识,正确树立预防的观念,结合介入诊疗工作中存在的传播因素,在介入过程中正确贯彻其预防措施。不要用手直接接触患者血液、分泌物、排泄物。尽量避免在工作中损伤皮肤和黏膜,强调接触带有乙型或丙型肝炎病毒的血液、体液就有被感染的危险性。

（三）健全规章制度,加强培训管理

参加介入治疗涉及到内、外科室,人员复杂,无菌观念及个人防护意识参差不齐,因此所有进入介入室医务人员均应参加医院感染的预防与控制培训,其中血源性疾病的职业防护应作为必修课,外科手、锐器伤防护处理流程的实践操作,应考试合格后才能上岗。此外,健全介入诊疗科医院感染控制规章制度、消毒隔离制度等。每月由专人进行卫生学监测,对监测结果进行反馈和分析。

二、术前感染防控措施

（一）标准预防具体措施

1. 对有可能发生体液暴露的感染 HCV 患者进行介入诊疗时,应准备一次性无菌中单,手术衣及一次性卫生用品等,手术者必须穿抗湿防护服和鞋套,戴防护面罩。

2. 对无菌手术台上方的影像增强器和铅屏风设备均应罩以无菌机套,摄片定位时手术区加铺无菌单,严防无菌区被污染。

3. 尽量减少室内物品储存,若明确是 HCV 感染患者,将手术间内本次手术不需要的物品转移至手术室外的区域。手术间外应配备一名巡回护士,以便传递短缺物品。

4. 执行严格的手卫生制度,医务人员接触患者前后及脱手套后均要认真洗手或卫生手消毒。

（二）加强无菌物品管理

一次性物品由医院统一采购,包装应符合要求,有灭菌方法、批号、有效期标识。通过常规监测等方式对院内灭菌医疗用品加强管理,确保物品有效灭菌,专人保管。

三、术中感染防控措施

（一）无菌技术是介入手术中感染防控的关键环节

1. 长期置入人体的支架,引流管,弹簧圈等应在使用前打开包装,避免长时

间暴露在空气中被污染。

2. 手术人员接触植入物,进行植入操作时要更换手套,并清洗手套上的滑石粉,安放过程中防止植入物被污染。

3. 术中减少不必要的人员流动和谈话。严格限制手术室内人员数,参观者通过摄像系统观看手术。

（二）预防职业暴露

1. 医护人员进行介入操作时应戴无菌手套,手套污染时要及时更换,必要时戴双层手套,及时清理血渍,术中患者使用过的手术器械要及时擦净血迹,及时更换擦拭器械的纱垫,降低血液暴露的风险。

2. 对患者使用过的导丝、针头等,禁止用手直接接触,防止锐器伤。如有意外划伤时,若戴着手套,应立即脱掉手套,用肥皂水和流动水反复冲洗,并在伤口旁轻轻挤压,尽可能挤出血液。及时报告医院感染管理部门,进行相应的检查和追踪检测。

3. 在操作过程中,有可能发生血液、体液飞溅到医务人员的面部时,医务人员应当戴具有防渗透性能的口罩、防护眼镜;有可能发生血液、体液大面积飞溅或者有可能污染医务人员的身体时,还应当穿戴具有防渗透性能的隔离衣或者围裙、鞋套。

四、术后感染防控措施

（一）物品的清洗消毒与灭菌

1. 手术结束后,应将铅衣放到指定位置,若铅衣被血液污染时用500mg/L含氯消毒液擦拭,软毛刷清洗,再用清水擦洗后紫外线照射。

2. HCV 患者使用后的手术器械应装入双层黄色包装袋中,由消毒供应中心统一收回,进行清洗、消毒、灭菌。

3. 一次性手术器械、植入物（支架、起搏器等）的外包装信息,使用后应将条码贴于病历便于追溯。

（二）终末处理

患者术中使用过的一次性物品及其他医疗废物密闭包装后送医用垃圾站统一焚烧处理,严防污物外溢和回收,并做好交接登记。

五、术后环境终末消毒

（一）物体表面

消毒人员按照相应隔离标准做好自我防护,对介入诊疗室进行终末消毒处理。消毒器械台、导管床等,可用 0.1%~0.2% 含氯消毒液擦拭,注意擦拭顺序为从污染较轻的表面到较重的表面,保留 10~20 分钟后再使用清洁抹布清除残留物。

（二）地面

地面被 HCV 患者血液、分泌物、体液污染,量小于 10ml 时,可用含氯消毒剂擦拭消毒；量大于 10ml 时，先用干纸将污染物吸附，再使用含氯消毒剂覆盖消毒 30 分钟后，按照常规清洁消毒程序进行处理。

（三）空气

现阶段，介入诊疗已经在各家医院逐步开展，并被内、外科室广泛使用。介入诊疗室具有同手术室一样的特殊工作环境，容易造成血源性疾病的传播和蔓延，特别是医务人员被污染的利器刺伤后，面临血源性感染的风险。医务人员在预防 HCV 病毒等其他血源性疾病引起的感染时，应当遵照标准预防原则，执行规范的操作流程。总之，医务人员在接触这些感染物质时，必须采取防护措施，一旦发生针刺伤或黏膜暴露要采取紧急处理措施并进行登记与报告。

（翟红岩　李小宝）

参考文献

1. 姜文进. 实用肿瘤介入诊疗学. 第 2 版. 广州：世界图书出版广东有限公司, 2013.
2. 肖书萍, 李玲, 周国峰. 介入治疗与护理. 第 2 版. 北京：中国协和医科大学出版社, 2013.
3. 胡必杰, 高晓东, 索瑶, 等. 医务人员血源性病原体职业暴露预防与控制最佳实践. 上海：上海科学技术出版社, 2012.
4. 张一平, 孔芙蓉. 介入治疗及护理. 第 2 版. 郑州：河南科学技术出版社, 2007.

第七章

内镜中心医院感染的防控

随着内镜技术的不断提高,内镜在临床诊断和治疗上得到了广泛应用。内镜按照消毒要求分为灭菌内镜和消毒内镜,本文主要针对的是消毒内镜。消毒内镜与人体的自然孔道接触,被患者体内的微生物、血液及其他体液污染,在使用之前必须进行严格的清洗消毒;内镜诊疗操作不当、清洗消毒不规范等原因易导致包括 HCV 在内的血源性疾病传播。近年来有研究证实,HCV 等血液传播性疾病可以通过内镜传播。美国华盛顿州某医院发生了耐药大肠杆菌感染暴发事件,32 名进行内镜逆行胆管造影患者发生严重胰腺或胆道感染性疾病。国内报道称消化内镜合格率较低,肠镜合格率低于胃镜。因此,内镜中心工作人员严格遵守各项规章制度和流程,正确处理各种锐器、污染物及器械,加强感染防控意识及自我防护意识,预防内镜中心医院感染的发生。

第一节　风　险　因　素

一、人员因素

（一）医护人员的防护意识弱

内镜检查患者多为门（急）诊患者,患者血源性疾病的感染状况不明确。工作人员对血源性疾病传播重视不够。

（二）医护人员手卫生依从性差

医护人员进行内镜操作时不戴手套、口罩、用戴手套的手接触其他外界物品、将使用完毕的内镜送清洗消毒间后不及时更换手套、抽吸药液不铺无菌治疗巾、接触患者血液及其他体液后不及时进行手卫生措施等。

（三）医护人员操作不规范以及自我防护意识差

医护人员给患者留置套管针时,不按正规流程操作,导致针刺伤;处理锐器不规范而导致锐器伤;清洗消毒人员不佩戴护目镜及其他防护用品,使得血液及体液在清洗时飞溅到眼睛内等。

二、环境因素

内镜中心的诊疗环境不合理,许多医院胃镜、肠镜和支气管镜诊疗都在同一房间内,诊疗和清洗消毒均在狭小的房间内进行,设备不齐全且布局流程不符合卫生要求,不能保证安静整洁,清洗消毒不方便以及资料管理系统不方便查阅、患者诊疗时未合理分区等。另外,诊疗过程会导致周围环境的污染,如患者的血液及体液污染床单位,不能保证一人一单,血液、体液意外喷溅等,若不及时处理会存在血源性疾病传播的风险。

三、内镜及附件的清洗消毒

1. 内镜清洗消毒人员未经过专业的培训,无菌意识淡薄,清洗过程中不及时更换手套,清洗完后用同一无菌巾进行擦拭,共用活检钳等。

2. 清洗时未使用流动水清洗,清洗时未用酶清洗剂浸泡,未用专用刷子和高压水枪对内镜内部进行彻底清洗等均可导致清洗不彻底,有机物残留,从而影响消毒效果;清洗消毒后未充分干燥内通道、镜体未垂直悬挂等因素导致内镜内有水分,潮湿环境容易导致微生物滋生。

3. 内镜诊疗患者多而内镜数量不足,清洗消毒人员缩短消毒时间,导致消毒不彻底。

4. 清洗剂和消毒剂更换不及时,导致清洗剂和消毒剂浓度达不到要求,影响清洗和消毒效果。

5. 对于最新出现的一些新型内镜仍采用旧的清洗消毒方法不作改进,掌握不了不同内镜的清洗要点导致清洗消毒不合格。

四、麻醉药品

患者在接受无痛胃肠镜诊疗前需要进行麻醉,麻醉过程中若操作不当会导致医源性感染,如麻醉师操作过程中不戴手套、患者共用麻醉药品、注射器的共用、未及时更换呼吸面罩以及注射器针头未正确放置等。

五、质量控制

缺乏有效的质量控制措施:对消毒剂浓度的监测,对清洗消毒后内镜及附件消毒效果的监测,内镜保存环境的监测,医生操作流程和清洗消毒人员操作流程的监管。

第二节　防控措施

一、加强对工作人员的管理

1. 提高工作人员的感染防控意识。医护人员在内镜诊疗过程中操作不当以及清洗消毒人员对内镜清洗消毒不严会造成医院感染的传播,应该提高工作人员对医院感染的重视,加强工作人员的责任心,严格遵守各项规章制度和操作规程。

2. 定期组织内镜中心工作人员进行业务培训,坚持和完善岗前培训并进行考评,拿证上岗,加强医院感染、消毒隔离、无菌操作及各种规章制度的学习。操作人员严格按照规章制度进行操作,使用一次性手套、口罩,必要时使用防水围裙、护目镜、面罩等防护用品。

二、加强医院环境管理

1. 接受内镜诊疗的大多数患者的感染状态不明确,应做好标准预防措施。对于已知的感染性疾病患者,可以与普通患者进行区分诊疗,如可以将感染性疾病患者安排在上下午门诊的后面等,以降低交叉感染;在对感染性疾病患者使用后的内镜进行清洗消毒后,清洗消毒人员应及时更换手套、防护衣等隔离防护用品,并对清洗槽等进行彻底清洗消毒。

2. 内镜中心的建筑面积应与医疗机构的规模和功能相匹配,布局合理,应分别设置诊疗区、候诊区、准备室和术后观察室、检查室、清洗消毒室、内镜储藏室、资料室、教学讨论室等;其中诊疗室的使用面积不得少于 $20m^2$,内镜中心应该有专门的清洗消毒室。

3. 医护人员在进行内镜诊疗过程中,必须做到一人一弯盘、一人一口圈、一人一手套,检查用物一人一用一消毒或灭菌,严格执行各项规章制度;坚持实行一人一针一管一用,禁止重复使用一次性注射器及针头。

4. 医护人员的手是医院感染的重要传播媒介,应当严格按照《医护人员手卫生规范》认真落实手卫生,以降低医院感染的风险。

5. 医疗废弃物按照《医疗废物管理条例》进行处置。

三、规范清洗消毒流程

内镜及附件的清洗消毒包括手工清洗和机器清洗,这两种清洗方法都符合相关规定的要求。常规的清洗程序包括 6 个环节:初洗→酶洗→次洗→消毒→末洗→干燥,任何一个环节疏忽,都可以导致消毒效果不合格。

1. 使用后的内镜应当及时进行预处理,防止附着在器械上的血液及其他体液凝固干结。在治疗室床侧用蘸有多酶洗液的纱布擦拭内镜外表面,吸取酶液,反复送水送气至少 10 秒后送清洗消毒室。

2. 清洗消毒人员对内镜的清洗消毒应当足够重视,严格按照规范流程进行操作,手工刷洗时应仔细认真确保清洗消毒程序规范。医院相关部门可以建立内镜清洗消毒的监管体系,确保每条内镜的整个清洗效果流程都有据可查。

3. 内镜用消毒剂应杀菌效果可靠、杀菌谱广、无毒、无腐蚀性、不致敏、性能稳定、使用方便。确保消毒剂有效浓度符合要求,有效浓度不符合要求时及时更换;在对内镜进行消毒时应确保消毒时间。

4. 清洗剂宜选用中性多酶洗液,温度要求与厂家说明书一致;多酶洗液的配制和浸泡时间按照产品说明书的要求进行；多酶洗液应每镜一用一更换，清洗纱布应当一次性使用。

5. 可重复使用的活检钳具有紧密的螺旋和弹簧样的形状，人工清洗非常困难，必须使用超声清洗。活检钳清洗灭菌的操作流程为手工洗涤→超声加酶清洗→漂洗→干燥→关节处涂润滑油→灭菌，有效的清洗是成功灭菌的前提，如果残留有机物可能会导致灭菌失败。

6. 内镜在消毒程序完成后应再冲洗，为阻止微生物在潮湿环境中生长或传播，用75%乙醇冲洗管腔并用高压气枪干燥，并储存于专用洁净柜或镜房内，镜体应垂直悬挂。

7. 不同内镜材质、形状和结构不同，清洗消毒方式也应有所差异；特别对于一些新型内镜，若按照规范流程一成不变地进行清洗消毒容易导致某些部位清洗消毒不彻底，最终导致消毒失败。因此，对于特殊内镜，可适当改进清洗消毒方法以保证清洗消毒效果。

8. 每日工作结束后必须对吸引瓶、吸引管、清洗槽、冲洗槽等进行清洗消毒。

四、加强对麻醉药品的管理

麻醉医生在进行静脉麻醉时须严格执行手卫生操作；不同患者之间不得共用麻醉针剂；同一个注射针管不能用于不同的患者；呼吸面罩和呼吸管路一人一更换，并及时消毒；若患者血液及其他体液溢出污染周围环境表面时，应及时进行消毒处理；针头和麻醉药品的玻璃瓶应当按照医疗废物的要求处理。

五、加强质量控制

1. 制定相关制度　医院相关部门根据本院实际情况制定相应的内镜使用和清洗消毒操作规范，并安排专业人员进行监督管理，以提高工作人员的医院感染防控意识确保内镜安全使用。

2. 加强内镜清洗消毒流程的监测　医院应对整个清洗消毒流程进行监控，控制可以影响清洗消毒效果的各个关键参数，包括每条内镜对应的洗刷人员、初洗的洗刷步骤、清洗剂配制浓度和浸泡时间、消毒剂有效浓度和消毒时间、水质情况等。

3. 加强内镜消毒效果和保存环境监测　医院感染管理部门应定期对清洗消毒后和使用前的内镜进行微生物指标监测确保内镜安全使用，另外需要对内镜中心、环境表面以及内镜储存室表面进行监测以反映污染状况。

（刘运喜　孔金艳）

参考文献

1. 医疗废物管理条例. 国务院令第 380 号, 2003. http://www.gov.cn/banshi/2005-08/02/content_19238.htm
2. 卫生部关于印发《内镜清洗消毒技术操作规范（2004 年版）》的通知（卫医发〔2004〕100号）. http://www.nhfpc.gov.cn/yzygj/s3593/200804/e961396c839445ebb59bc76728dba7ca.shtml
3. 中华人民共和国国家卫生和计划生育委员会.《软式内镜清洗消毒技术规范》: WS507-2016. http://www.nhfpc.gov.cn/ewebeditor/uploadfile/2017/01/20170119145924475.pdf
4. 刘牧云, 李兆申. 美国消化内镜中心安全指南介绍. 中华消化内镜杂志, 2015, 32（10）: 701-705.

第八章

妇产科医院感染的防控

有研究表明孕产妇的抗 –HCV 阳性率为 0.39％，接近普通人群的平均水平，感染 HCV 的母亲将 HCV 传播给其婴儿的效率是 4％~8％，但对于合并感染 HIV 和 HCV 的母亲，传播效率可达到 17％~25％。同时，产科的孕产妇和妇科的患者经常要接受穿刺、手术等与血液接触的操作，阴道内诊检查频繁，如果预防措施不足，很容易为 HCV 的传播提供途径。在医院规律产检的孕妇均接受 HCV 筛查，接受择期妇科手术的患者也常规进行 HCV 筛查，这些措施可以及时筛查出 HCV 的传染源或潜在传染源，提醒医务人员在标准预防的基础上加强接触隔离，也可以尽早发现 HCV 患者，尽早合理干预，减少 HCV 带来的伤害，维护患者健康，是预防 HCV 医院感染和提升人民健康水平的有效举措。但是，由于妇产科急症患者多，如护理人员对未进行 HCV 筛查的患者实施静脉穿刺或取血，各种急诊手术也需在无 HCV 筛查结果的前提下进行，助产人员进行急诊助产操作等，这些环节均增加 HCV 医院感染的风险。

第一节 风 险 因 素

一、人员因素

1. 医护人员对于 HCV 医院感染的认识和重视程度不够，不能采取有效的防护措施。

2. 人员配置　医护人员配置不足，使工作忙碌时疏于防范，增加医院感染的风险。辅助人员配置不足，导致地面和物体表面、手术设备和设施等不能及时有效清洁消毒。

3. 手术、操作和缝合多，助产人员接触孕产妇血液、体液的机会多，如锐器伤防护意识不够，增加医护人员感染风险。尤其为无 HCV 筛查的孕妇提供助产操作，不能采取有效防护措施时。锐器处理不当还增加保洁人员感染风险。

4. 医护人员手卫生依从性：医护人员手卫生依从性不够，如阴道内诊是妇产科门（急）诊常进行的侵入性检查,如医护人员手卫生依从性不好,也可增加HCV 传播的风险。

二、设施、设备因素

1. 医院不能为医护人员提供有效的防护措施,一次性防护用品不当或不足,导致医护人员医院感染风险增加。

2. 产科 一间分娩室放置 2 张以上产床时床间距不能满足规定,导致血液、体液喷溅时增加其他孕产妇医院感染的风险。产程过程中产妇因疼痛等原因身体扭动和体位变化多而迅速,如果医院不能为医护人员提供一次性无针接头等防护耗材,则进行静脉输液等操作时医护人员针刺伤的风险增加。

3. 妇科 妇科门（急）诊各种阴道检查和操作较多,如阴道内诊检查常需用窥阴器,宫颈 LEEP 需要使用 LEEP 刀,阴道超声检查需要将超声探头置入患者阴道内,妇科诊察床则易体液喷溅等,这些环节如隔离措施不当增加患者间感染风险增加。

三、器械物品因素

一次性物品重复使用是血源性疾病暴发的常见原因,无菌物品的管理之间关系到医院感染的传播,尤其是 HCV 等血源性疾病的传播。器械和物品管理不严,不能确保一次性无菌物品一次性使用,不能规范进行可复用物品的处理会直接增加医院感染的风险。

四、环境因素

助产接生过程中,有创操作多、接生时需要切开和缝合的操作多,使助产医护人员医疗锐器伤风险增加;分娩时血液、体液喷溅明显,如不能进行有效终末消毒,则对环境的污染增加;妇科患者多需要接受手术、穿刺等介入治疗操作,需要相对洁净环境,也因有血液、体液的暴露可能造成环境的污染,尤其对于诊察床污染的可能性较大,清洁消毒不彻底可能导致医院感染的风险增加。

五、胎儿和婴儿感染

对 HCV 感染的孕妇进行不规范的宫内有创操作时,则增加子代感染的风险。

第二节 防 控 措 施

一、合理配置医护人员,加强人员培训,提高 HCV 医院感染防护意识

1. 合理配置医护人员 医疗机构应据各省市的规定根据工作量等情况合理配置妇产科医护人员和医疗辅助人员,足够的医护人员是完成医疗任务,维护医患健康的保障,充足的医疗辅助人员可以及时有效完成环境设施及设备的清洁、消毒与处理。

2. 加强医院感染的培训和监控 结合妇产科医务人员工作特点开展医务人员有关职业防护的岗前培训和继续教育,指导医务人员正确及时识别风险,真正落实标准预防,规范使用个人防护设备,并做好应急演练。如在进行阴道内诊时应戴一次性医用手套,并在操作后注意洗手或快速手消毒液进行手卫生;为无 HCV 筛查的产妇接生时需要穿防水隔离衣、口罩、防水一次性手术帽、防护目镜、穿防护胶鞋,接触患者体液和血液时需戴一次性防护手套。

3. 避免锐器伤 手术时采用托盘传递手术刀、缝合针等锐利器械;进行手术缝合时避免直接使用手指直接接触缝合针,应正确使用持针器和镊子进行缝合;使用后的穿刺针、刀片、缝合针等锐器直接投入锐器盒;怀疑手套破损时应更换新手套后再行操作或手术;医护人员皮肤有破损时应戴两层无菌手套;任何急诊手术时均应在标准预防的基础上加强接触隔离的防控措施,尤其应避免医护人员医疗锐器伤。

二、提供合理 HCV 医院感染防护设备,规范职业暴露后处理

1. 医院提供充足的医疗人员标准预防和血源性传播疾病的防护用品,包括防水隔离衣、口罩、一次性手术帽、防护目镜、穿防护胶鞋、一次性防护手套等,根据预期可能的暴露选用手套、隔离衣、口罩、护目镜或防护面屏,以及安全注射。为医护人员提供充足的手卫生用品,包括洗手设施和用品、干手设施和用品等。产房、妇科诊室等因需进行较多侵袭性操作,需提供充足的光源,减少锐器伤。

2. 产科 建议在产房中使用的静脉输液等使用无针接头等一次性耗材,减少静脉穿刺操作时造成针刺伤,尽可能减少被针头、缝合针、刀片等锐器刺伤或者划伤的机会,降低医疗锐器伤的风险。根据各省市要求合理安排产床间距,减少产床间患者体液和血液喷溅。可以采用一次性集液袋收集产妇的羊水和血液,减少对环境的污染,集液袋要求既能收集液体,同时底层有防水层,减少对产床的污染。

3. 妇科 对患者进行阴道操作和检查时,诊察床使用一次性防水垫,并且每个患者之间更换。阴道内诊时采用一次性窥阴器或高压蒸汽灭菌后的金属窥阴器。进行阴道超声检查时适用覆盖法,并每个患者之间更换。阴道镜和 LEEP 刀的金属部分采用高压蒸汽灭菌,LEEP 刀为一次性使用无菌物品,保证一人一更换。诊察床以外的环境可疑有体液喷溅时应按照规定进行物体表面消毒。

发生职业暴露后应即刻进行应急处理。暴露的皮肤和黏膜应用大量的水冲洗;如果发生医疗锐器伤,应立即从近心端往远心端轻轻挤压伤口,流动水冲洗,皮肤清洗液和流动水清洗,然后用皮肤消毒剂(碘制剂或酒精等)消毒伤口,必要时进行包扎或外科处理,如需继续临床活动戴手套进行;伤口处理完毕后报告医院感染管理或相关主管部门并接受监测、预防治疗和健康随访。

三、加强医疗物品及器械的管理

医疗机构使用的医疗器械及物品应满足相应国家要求,进行医疗机构统一的出入库管理。所有无菌物品都应在灭菌有效期内使用。超出有效期的可重复使用物品应根据物品特性重新处理,灭菌后使用,使用后的一次性物品作为医疗废物处理。

四、加强医疗环境管理

医疗机构在改扩建时应考虑医院感染管理的要求,保证满足分区和隔离的需要,不同省市对于产床的室内占地面积都有相应要求,医院应该遵守相关规定保持产床间的间隔距离,减少血液和体液的喷溅对其他患者医院感染风险;装饰装修尽可能选用光滑无死角、易清洁消毒的设计和材质;日常管理中应保持产房区域物体表面、地面清洁,定期进行清洁消毒处理,有污染时随时消毒,每一个产妇生产完毕产床单元按终末消毒处理。

工作过程中应采用有效的设备或装置收集患者血液和体液,如密闭的吸引装置,集液袋等,减少对环境的污染;所有接触过患者体液或血液的物品应一次性使用或进行规范的清洁消毒或灭菌处理后方可再次使用;手术台、产床、人工流产手术台、妇科诊察床以及地面等因易被患者体液和血液喷溅,应在使用后及时清除可见污染,然后使用不低于 500mg/L 含氯消毒剂擦拭消毒,有明显血迹或羊水污染时使用 1000mg/L 含氯消毒剂擦拭消毒;每位产妇使用后的物品及时更换,一次性床单或中单等按医疗废物处理。

医疗机构应每季度进行产房环境的卫生学监测,监测方法和结果应满足医院消毒卫生标准 GB 15982 对 II 类环境的要求,物品表面平均菌落数≤5cfu/cm^2,空气平均菌落数≤4.0cfu/ 平皿(15 分钟),卫生手消毒后医务人员手的细菌菌落总数应≤10cfu/cm^2,外科手消毒后医务人员手的细菌菌落总数应≤5cfu/cm^2,怀疑医院感染暴发或疑似暴发时应增加目标微生物的检测。

五、胎儿和婴儿感染

对 HCV 高载量的孕妇,应避免羊膜腔穿刺和脐带血穿刺等宫内有创操作,减少胎儿暴露于母血的机会。阴道分娩产妇应尽可能缩短分娩时间(产程),产程中避免使用有创操作如人工破膜、胎儿头皮血穿刺,缩短破膜与胎儿娩出的时间间隔,尽量减少阴道检查,减少产道损伤,避免新生儿皮肤和黏膜损伤,脐带表面消毒后断脐;新生儿有创操作如注射等操作前,应先清洁皮肤以减少皮肤表面病毒载量,再进行严格皮肤消毒。目前的研究表明母乳喂养并不增加 HCV 母婴传播的风险,但临床对于有症状或病毒高载量的母亲是否母乳喂养仍有争议,尤其母亲有乳头破裂时应暂停母乳喂养。

(袁晓宁 卢契)

参考文献

1. Yeung CY, Lee HC, Chan WT, et al. Vertical transmission of hepatitis C virus: Current knowledge and perspectives. World J Hepatol, 2014, 6(9): 643.

2. 中华人民共和国质量监督检验检疫总局. GB 15982-2012. 医院消毒卫生标准, 2012. http://www.nhfpc.gov.cn/ewebeditor/uploadfile/2014/10/20141029163321351.pdf

3. 医院感染管理办法. 中华人民共和国卫生部令第 48 号, 2006. http://www.nhfpc.gov.cn/zwgk/wlwl/200804/5a92cc5c37234062834ed79bb0329c3b.shtml

4. 中华人民共和国卫生部. WS/T 367-2012. 医疗机构消毒技术规范, 2012. http://www.nhfpc.gov.cn/zwgkzt/s9496/201204/54510/files/2c7560199b9d42d7b4fce28eed1b7be0.pdf

5. 中华人民共和国卫生部. WS/T 313-2009. 医务人员手卫生规范, 2009. http://www.nhfpc.gov.cn/zwgkzt/s9496/200904/40118/files/5fe4afce5b874512a9780c724a4d5be0.pdf

6. 中华人民共和国卫生部. WS/T 312-2009. 医院感染监测规范, 2009. http://www.nhfpc.gov.cn/zwgkzt/s9496/200904/40117/files/25b6a8b518094e00b150550fdfb0953e.pdf

7. 中华人民共和国卫生部. WS 310.1-2009. 医院消毒供应中心 第 1 部分: 管理规范, 2009. http://www.nhfpc.gov.cn/zwgkzt/s9496/200904/40113/files/7e17ff65b0034c4b8bbbf599b8677ec2.pdf

8. 中华人民共和国卫生部. WS 310.2-2009. 医院消毒供应中心 第 2 部分: 清洗消毒及灭菌技术操作规范, 2009. http://www.nhfpc.gov.cn/zwgkzt/s9496/200904/40114/files/5e17eb8dfdf243ed88a89862db0d03ed.pdf

9. 中华人民共和国卫生部. WS 310.3-2009. 医院消毒供应中心 第 3 部分: 清洗消毒及灭菌效果监测标准, 2009. http://www.nhfpc.gov.cn/zwgkzt/s9496/200904/40115/files/4388c3ae7c8c4496879b64921252c431.pdf

10. 中华人民共和国卫生部. WS/T 311-2009. 医院隔离技术规范, 2009. http://www.nhfpc.gov.cn/zwgkzt/s9496/200904/40116/files/3f2c129ec8d74c1ab1d40e16c1ebd321.pdf

11. 中华人民共和国卫生部. WS/T 368-2012. 医院空气净化管理规范, 2012. http://www.nhfpc.gov.cn/zwgkzt/s9496/201204/54511/files/8df30d0236d3421c87492786c55c26e7.pdf

12. 中华人民共和国卫生部. GBZ/T 213-2008. 血源性病原体职业接触防护导则, 2009. http://www.nhfpc.gov.cn/zwgkzt/pyl/200909/42930/files/f3beee0e56424ad1b7f5d09380155e73.pdf

第九章

消毒供应中心（室）医院感染的防控

消毒供应中心（central supply service department，CSSD）是承担医院各科室所有重复使用诊疗护理器械、器具和物品清洗消毒、灭菌以及无菌物品供应的部门。CSSD 服务流程包括：回收、分类、清洗、消毒、干燥、检查、包装、灭菌、储存、发放。

第一节　风险因素

丙型肝炎主要经血液、体液传播，CSSD 在处理复用诊疗器械、器具和物品过程中，主要的可能传播丙型肝炎的危险因素是锐器伤、创口暴露和器械清洗、消毒不彻底导致的器械相关感染。按照我国医院消毒供应中心 WS 310 三项行业标准的管理要求，医院所有需要消毒或灭菌后重复使用的诊疗器械、器具和物品都由 CSSD 负责回收、清洗、消毒、包装、灭菌、储存和发放。由于复用诊疗器械、器具和物品都可能受到患者血液、体液的污染，因此，CSSD 工作人员在预处理、回收、分类、清洗等环节，直接面对污染的器械，尤其是血液、体液污染的器械，如果发生锐器伤、直接或间接接触操作人员手表面的破损创口都可能发生丙型肝炎的感染。

第二节　防治措施

一、标准预防具体措施

1. 做好手卫生　CSSD 工作人员应保持手的清洁，在以下操作中进行洗手或卫生手消毒：污染区穿脱隔离衣前后；摘脱手套后；污染操作后接触清洁物品前，如设备、门把手、电话、电脑等环境设施；离开污染操作区；各项清洁操作前；进入清洁区前；环境卫生整理后；接触无菌物品前；发放和回收物品中。

2. 正确穿戴个人防护用品　CSSD工作人员在各类操作活动中,应按照表9-1的要求进行个人防护,尤其是面部、黏膜的保护。

表9-1　不同区域个人防护穿戴要求

区域	操作	个人防护穿戴要求					
		圆帽	口罩	隔离衣/防水围裙	专用鞋	手套	护目镜/面罩
病房	污染物品回收	√	△			√	
去污区	污染器械分类、核对、机械清洗装载	√	√	√	√	√	△
	手工清洗器械和器具	√	√	√	√	√	√

注:√:应使用,△:可使用

二、预防和避免锐器伤

1. 临床科室在诊疗活动过程中,应将使用后的针头、缝合针、刀片等锐器放入锐器盒收集,使消毒供应中心工作人员在处理器械时尽可能减少被针头、缝合针、刀片等锐器刺伤或者划伤的机会。

2. 回收环节

（1）污染器械全部集中到消毒供应中心进行清点,减少工作人员重复接触污染器械和被刺伤的机会。

（2）采用封闭方式进行器械收集运送,使用封闭回收用具。针头及其他锐器放在专用加盖的锐器盒内。回收容器应有密封盖,不发生器械外露,避免运输过程工作人员被针头或锐器刺伤。

3. 清洗环节

（1）选择合适的清洗手套,防止手套过大或操作不当发生损伤。

（2）处理锐器时,根据手工清洗和机器清洗的要求,正确地分类放置,尽量减少接触锐器的次数。

（3）使用高压水枪冲洗器械时,应在水面下操作,防止液体飞溅或气溶胶的产生。

（4）冲洗穿刺针时,注意管道接口的固定,水压不可过大,以免引起飞溅或针头脱落导致刺伤。

（5）清洗过程工作人员严格执行个人防护要求。

三、手部创口保护

存在裂开或渗水的伤口或皮肤过敏的工作人员,应避免器械清洗过程中可能发生的直接接触或间接接触。

四、做好黏膜保护

在清洗过程中，工作人员应按要求佩戴全脸面罩或口罩和护目镜，以防止在操作过程中眼睛、口腔和鼻腔黏膜的暴露。

五、严格遵守清洗、消毒、包装、灭菌的各项操作规程，确保无菌物品质量符合要求

六、职业暴露处理（详见第二章）

七、落实岗前体检

CSSD 工作人员上岗前应进行体检，并定期开展健康教育、咨询，普及传染病防治知识。

如果 CSSD 工作人员能严格遵守 CSSD 的各项操作规程，正确、规范地处理各类器械、器具和物品，上述感染 HCV 的风险可降至最低。若有任何疑虑，请务必询问护士长或直属上级，以确保能得到最好的个人保护。

（王继梅）

参考文献

1. 中华人民共和国卫生部. WS 310.1–2009. 医院消毒供应中心　第 1 部分: 管理规范, 2009. http://www.nhfpc.gov.cn/zwgkzt/s9496/200904/40113/files/7e17ff65b0034c4b8bbbf599b8677ec2.pdf
2. 中华人民共和国卫生部. WS 310.2–2009. 医院消毒供应中心　第 2 部分: 清洗消毒及灭菌技术操作规范, 2009. http://www.nhfpc.gov.cn/zwgkzt/s9496/200904/40114/files/5e17eb8dfdf243ed88a89862db0d03ed.pdf
3. 刘玉村, 梁铭会. 医院消毒供应中心岗位培训教程. 北京: 人民军医出版社, 2014.
4. 冯秀兰, 彭刚艺. 医院消毒供应中心建设与管理工作指南. 广州: 广东科技出版社, 2011.

第十章

手术部（室）医院感染的防控

手术部（室）是为患者集中进行手术治疗和抢救的场所，随着医学技术和工程技术的飞速发展，手术部（室）逐渐成为医院的核心部门，体现着医院的设施水平、医疗水平和管理水平，同时又对医院和手术科室的发展起着重要的推动作用。

第一节　风　险　因　素

一、手术部（室）团队成员

（一）手术团队成员组成特点

1894 年，美国约翰霍普金斯医院的外科医师汉特·罗伯（Hunter Robb）首次提出外科手术过程中需要有团队的概念，团队协作才能更好地为患者提供高质量的服务，团队包括手术医师、医师的助手、洗手护士和巡回护士等。现代概念中，手术团队成员根据其功能不同，分为以下两类：①洗手团队：该部分团队成员在无菌区域内工作，需要完成外科手消毒、穿无菌衣、戴无菌手套等步骤后建立无菌区域，并进入无菌区域，工作中所使用的物品均为无菌物品。洗手团队成员包括手术医师、医师助手、洗手护士。②非洗手团队：该部分团队成员不进入无菌区域，在无菌区域以外的位置，协助洗手团队成员完成手术，例如为患者提供恰当的护理、保护患者安全，为洗手团队传递手术所需的无菌物品等。虽不进入无菌区域，但团队成员仍需严格遵循无菌原则，以保障无菌物品安全及患者安全。非洗手团队成员包括麻醉医师、巡回护士及其他辅助人员。各类人员在手术部（室）均按照相关规定与制度，以患者安全为永恒主题进行着有条不紊的工作。由于这些人员既包括手术部（室）固定人员又包括院内在职人员、各类进修生、实习生以及工勤人员及厂家人员等。因此在文化程度、背景、素质修养以及生活习性等各方面均存在着差异性，特别是在传染病的预防知识等方面更是存在着明显的差异，因此，对于丙型肝炎预防的教育与培训要有针对性地进行。

（二）手术部（室）医务人员血源性感染几率高

针刺伤是临床护理操作中最常见的一种职业性危险,国内学者调查显示,80.6%~89.0%护理人员在1年中被针刺伤的频率不同,年人均被针刺伤2.8~4.75次。与其他科室相比,手术部（室）护士每天接触损伤性器械和进行穿刺性操作频率高,因此针刺伤后暴露血源性疾病的几率更高,调查显示87.9%的手术部（室）护士有手术相关锐器刺伤的经历。除此之外手术部（室）的工作人员在术中被患者的血液和体液污染的几率也高于其他临床医务人员,因此他们还面临着黏膜暴露的风险。

二、手术部（室）的机械设备

经历了近200年的不断完善,手术部（室）已经从简易手术室发展到现代化的数字化手术部（室）。手术部（室）的功能越来越强大,可以承担各种类型的手术、教学、科研工作的需要。但随之而来的问题也突显出来,其中需要关注的问题之一就是手术间内仪器设备增多。手术间内仪器设备常分为两大类,第一类为固定设备,即固定在手术间的设备,第二类为可移动设备,即可以推至各手术间使用的设备。而由于数字化手术部（室）的出现特别是一体化手术室、杂交手术室、核磁手术室、机器人手术室等各种类型的数字化手术室的涌现,使诸如计算机、显示屏、腔镜设备、导航设备等多种仪器由可移动设备变为手术室内固定设备,这种改变打破了原有手术间管理模式,特别是这些设备在擦拭、存放、保护等各个方面给手术部（室）感染控制工作带来了更大的挑战。而对于进行如丙型肝炎等血源性传播疾病的手术时,更要减少引起血液、体液等喷溅的操作,并注意术后仪器设备的擦拭及处理。

三、手术部（室）的物品与材料

由于手术技术的发展,腔镜手术、机器人手术、导航手术等新型手术方式正在大量开展,随之而来的是器械形态发生了改变,器械的管径越来越小,结构和材质越来越复杂,污染程度高,使用频率高,从而导致清洁难度增加,给器械（物品）的消毒灭菌提出了更高的要求,目前常用两种方式进行器械的处置,一种为集中处置,一种为分散处置,但不管使用哪种处置方式,均应与消毒供应中心的相关规定一致,并达到灭菌合格。

四、手术部（室）职业安全方面的问题

在医务人员的血源性疾病防护方面我国尚未纳入医学教育必修课,通过对二甲医院手术部（室）护士进行的调查发现,61%被调查的护士接受过经血液传播疾病的防护知识培训,但53%的护士不知晓"标准预防"。因此,可以说不是所有手术部（室）护士都了解相关的防护知识,且对于丙型肝炎病毒的防护方法存在漏洞,同时由于各医院防护用具的配备也存在较大差异,因此,医务人员的自身防护意识与防护装备方面都存在缺陷。

五、手术部（室）环境

洁净手术部是由洁净手术室、洁净辅助用房和非洁净手术用房等一部分或全部组成的独立的功能区域。它的建设应注重空气净化技术措施,加强手术区的保护,降低感染的风险。洁净手术部功能布局应合理、符合手术无菌技术的原则。在日常工作中,由于各个医院的手术量正在逐年攀升,手术量的增加,导致手术接台时间缩短,手术间自净时间缩短。因此,对于如丙型肝炎等血源性传播疾病的术后处理以及在保证患者安全的前提下缩短接台时间等问题成为近几年来手术部（室）研究的重点之一。此外,手术部（室）使用的手术物品、器械、一次性耗材越来越多,医疗废物的产生也随之增多,因此如何更好地收集与管理医疗废物也应是手术部（室）的关注点之一。

第二节　防控措施

一、防护的基本原则

手术部（室）是一个特殊的工作场所,容易造成血源性传播疾病的蔓延,特别是医务人员被污染的利器刺伤后,面临血源性疾病特别是 HCV 病毒性疾病感染的风险较大。医务人员在预防 HCV 病毒性疾病等其他血源性疾病感染的防护措施应当遵照标准预防原则,对所有病人的血液、体液及被血液、体液污染的物品均视为具有传染性的病原物质,医务人员接触这些物质时,必须采取防护措施,一旦发生针刺伤或黏膜暴露要采取紧急处理措施并进行登记与报告。

二、管理措施

（一）全员培训

所有在手术部（室）工作的医务人员均应参加医院感染预防与控制的培训,其中血源性疾病的职业防护应作为必修课,并考试合格后才能上岗。这完全是出于对医务人员安全防护的重视,无论是临时进入还是学习进修均不能有例外。此外,对于医务人员和在手术部（室）工作的保洁员等人员也应做好培训工作,以减少血源性感染的发生。

（二）发生职业暴露后的上报管理与监测

各医院应根据国家的有关规定建立报告流程,手术部（室）所有医务人员均应知晓和熟悉流程,一旦发生职业暴露应根据医院要求填写职业暴露的相关报表,由管理部门进行暴露后的评估追踪等工作,手术部（室）应做好定期的分析和改进等,以减少职业暴露的发生。

（三）防护物品的准备

鉴于手术部（室）的工作特性医院应为手术部门配备充足、必需的防护物品,各医院可根据自身条件提供安全针具和刀具、防渗透的各种型号的长手术衣、带面屏的口罩、防刺伤的手套、护目镜、手术鞋(遮盖脚面),利器盒等有利于降低手术中锐器刺伤及黏膜暴露的其他有效防护用品。

在手术部(室)进行血源性传播疾病的手术时,台上刷手人员应有"标准预防"的意识,除应自觉佩戴外科医用口罩、手术帽、长手术衣外,还应穿硬制拖鞋、穿鞋套、戴护目镜,必要时还应加戴双层手套。避免针刺伤的发生,尽量不要做如下操作:裸手掰安瓿、双手回套针头、用后针头未及时放入锐器盒内、手术中不应徒手传递刀具等。

三、技术措施

（一）基本措施

1. 医务人员进行接触患者血液、体液的诊疗和护理操作时应戴手套,操作完毕后先脱手术服,后脱手套。

2. 在操作过程中,有可能发生血液、体液飞溅到医务人员的面部时,医务人员应当戴手套、具有防渗透性能的口罩、防护眼镜;有可能发生血液、体液大面积飞溅或者有可能污染医务人员的身体时,还应当穿戴具有防渗透性能的隔离衣或者围裙、鞋套。

3. 医务人员手部皮肤发生破损,在进行接触患者血液、体液的诊疗和护理操作时必须戴手套。

4. 医务人员在进行侵袭性诊疗、护理操作过程中,要保证充足的光线,并特别注意防止被针头、缝合针、刀片等锐器刺伤或者划伤。

5. 使用后的锐器应当直接放入耐刺、防渗漏的利器盒,以防刺伤。禁止将使用后的一次性针头重新套上针头套以免造成不必要的针刺伤。避免用手直接接触使用后的针头、刀片等锐器。

（二）对于锐器类物品的操作要点

1. 安装、拆卸刀片方法 安装时,用持针器夹持刀片前段背侧,轻轻用力将刀片与刀柄槽相对;取下刀片时,用持针器夹住刀片的尾端背侧,向上轻抬,推出刀柄槽。

2. 传递手术刀的方法 拇指与四指夹持刀背,刀刃向下,持笔式传递或采取间接传递法。

3. 剪刀传递方法 洗手护士右手握住剪刀的锐利部,将柄环部拍打在术者掌心上;弯剪刀应将弯侧向上传递。

4. 持针器传递方法

（1）持针器夹针方法:右手拿持针器,用持针器开口处的前1/3夹住缝针的后1/3;然后将持针器交于左手握住,右手拇指与示指捏住缝线前端,中指扶住针器,将缝线穿入针孔;右手拇指顶住针孔,示指顺势将线头拉出针孔,并反折

（持针器的1/3）合并缝线卡入持针器的头部；若为线轴，右手拇指与示指捏住缝线，中指向下用力弹断线尾。

（2）传递持针器的方法：洗手护士右手捏住持针器的中部，针尖弧度部在下，针尖部在左侧，将柄环部拍打在术者掌心上。

（三）发生职业暴露后的紧急处理

1. 如发生职业暴露，应在不影响手术进程的情况下，立即下台及时处理伤口。

2. 从近心端向远心端挤压，切忌只挤压伤口局部，尽可能挤出损伤处的血液。

3. 用肥皂水和流动水清洗污染的皮肤，暴露的黏膜、眼、鼻、口腔反复用清水冲洗。

4. 用0.5%碘伏消毒液消毒并包扎伤口。

5. 被暴露的黏膜，应当反复用生理盐水冲洗干净。

（四）术后处理

1. 器械及物品 污染器械应放置在密闭包装内，同时做好标记，转送至污染区再清洗消毒处理。

2. 手术间外走廊污车 手术开始前污车上使用避污设施如布单覆盖。接触过患者的一切物品均应放在布单上，防止污染小车。戴手套的手不可直接触及小车，应触及布单处。术毕用有效的消毒液擦拭。

3. 被服类 所有污染被服放入固定的有标记的防渗透污衣袋中。等候送患者平车返回手术部（室）后，将手术平车上被服和洗手护士手术衣及外走廊小车上包布一同放入污衣袋，确定污染被服全部放入污衣袋后，将污衣袋封口注明"感染"，交清洁工送洗衣房处理。回手术室的平车应交待给保洁员进行处理。

4. 手术间地面 使用专用地巾，配制有效消毒液擦拭地面。手术区的地巾宜采用机械清洁甩干。如地面有血液、体液污染可采用专用的吸湿巾将污染液体吸干后，再对地面进行清洁、消毒。

5. 手术间物品 有小量血或分泌物污染处可用消毒湿纸巾，或采用有效消毒液的清洁工具进行擦拭，之后分别用清水和酒精擦拭。其余手术床、灯、车、墙面、地面及各类家具，仪器表面均用有效的消毒液擦拭，之后再分别用清水、酒精擦拭。

6. 开放性负压吸引瓶 根据瓶中液体量吸入含氯消毒剂使其浓度为1%，即10 000mg/L，放置时间不低于1小时后再进行处理。

7. 感染性医疗废物 应按国家《医疗废物管理条例》的相关内容进行处理，分类收集、密闭运输、集中处理。

（武迎宏　张圣洁）

参考文献

1. 张卓. 医务人员预防血源暴露实用手册. 天津科学技术出版社, 2008.
2. 宗淑杰, 丛玉龙. 医家金鉴·检验医学卷 下. 北京: 军事医学科学出版社, 2007.
3. 中华人民共和国住房和城乡建设部. GB 50333-2013 医院洁净手术部建筑技术规范. 北京: 中国建筑工业出版, 2014.
4. 中华护理学会手术室专业委员会. 手术室护理实践指南. 北京: 人民卫生出版社, 2014.
5. 陈娟丽, 胡玉琴, 余惠. 集束化管理在手术室护士针刺伤防护中的应用. 医院管理论坛, 2014 (7): 11-12.
6. 孟明明, 李英. 手术室护士对经血液传播疾病的防护知识及自身防护行为的调查. 当代护士旬刊, 2011 (11): 92-93.

第十一章

急诊科医院感染的防控

急诊中心（室）是医院的一个重点服务窗口，它的服务对象多是发病急、变化快、病情重，多因遭受交通事故、意外伤害、突发心脑血管疾病等突发疾病的患者。由此决定了急诊中心（室）医护人员经常在患者未完全明确诊断之前，即投入了抢救和治疗处置工作，经常暴露于血液、分泌物、排泄物及锐器损伤等众多危险因素之中，是 HCV 医院感染的主要职业暴露高危人群；有调查显示，被调查的 454 名急诊护士中，1 年内有 410 名受针刺伤，受伤率为 90.3%；而 3 次以上受伤者占总数的 34.4%。而紧张繁重的工作强度，也往往容易导致医护人员疏忽无菌操作，缺乏自我防护，造成急诊中心（室）医护人员可能受到 HCV 感染的可能性更大；加上急诊中心（室）人员来往复杂，就医环境管理困难大，使急诊中心（室）HCV 医院感染控制较其他科室面临更大的挑战。

第一节 风 险 因 素

一、职业暴露

急诊中心（室）医务人员常在患者未完全明确诊断前即投入对患者的处置和抢救，而且成批交通事故、食物中毒、其他暴力等恶性事件的抢救工作，与患者接触最多、距离最近，在时间上不允许医护人员先进行自我保护；再加上患者往往由于紧张焦急而不积极接受各项检查，需要医护人员陪伴在患者身旁，所以增加了医护人员被 HCV 感染暴露的机会。

急诊中心（室）抢救患者的过程中，医护人员抢患者多为患者输血输液，穿刺置管，导尿，吸痰，洗胃，不可避免地会接触到患者的血液、体液等，而针刺伤传播 HCV 的危险性远远大于其他途径。在救治处置中，采集血液标本是急诊中心（室）医护人员最早也是最常执行的护理操作，常因患者多、抢救任务重、患者不配合、医护人员自身紧张情绪等因素，在将患者血液、体液标本注入试管时，污染了医护人员，甚至针头刺伤医护人员。

二、个人防护不到位

急诊中心（室）医护人员在进行各项检查、治疗、护理以及转运患者等操作过程中，由于工作紧张和忙碌，不能严格遵守操作程序和规章制度，如操作时不戴口罩、帽子、手套、防护服等；另外，急诊中心（室）接收治疗的患者大多数为急危重患者，抢救治疗较多，实行抢救时有些医护人员来不及戴口罩、洗手不彻底，忽视无菌操作要求，这些都加大了间接污染的概率。

三、交叉感染

（一）就医环境和条件的特殊性

由于急诊中心（室）采取开放式管理模式，人员流动性较大，无法监控。虽然有些医院急诊中心（室）进行了清洁区、潜在污染区、污染区的分区，也贴出了相应的标示；但患者一般由于病情严重，医院陪护人员较多，大多数家属出现紧张、焦急等不良情绪，完全顾不上清洁区、潜在污染区、污染区的差别，随便出入，造成潜在的 HCV 患者含病毒的体液、血液污染环境的机会大为增加；如果清洁工和护理员防控医院感染意识淡薄，对急诊区就诊环境消毒不规范，被 HCV 患者含病毒的体液、血液污染的、未经过正确的清洗、消毒与灭菌的环境和物体表面，极易导致 HCV 感染风险的增加。

（二）医疗废物的不严格管理

由于急诊中心（室）患者人流较多，病情较为严重，秩序混乱，将医疗废物与生活垃圾混淆放置的现象屡见不鲜。如废弃的医用针头、缝合针、解剖、手术、备皮刀、玻璃试管、安瓿等未放入专用的利器盒中，一次性医疗用品用后，先进行毁形、浸泡消毒，未及时进行无害化处理和及时交由医院统一回收处理，极易导致医疗废物处理者和闲杂人员受到伤害，增加 HCV 感染的风险。

（三）非一次性医疗器具使用

由于急诊中心（室）患者多，情势复杂，如果医疗用品、抢救药品的配备不够充足，抢救用的医疗仪器功能不够完好，极易出现未严格按照无菌原则准备注射、手术器具等医疗物资和器械，针管和医疗器具的重复使用等情况，造成 HCV 医院交叉感染风险增加。

第二节　防控措施

一、预防 HCV 感染的职业暴露

（一）严格急诊中心（室）HCV 感染控制管理

急诊中心（室）由于其特殊的工作性质和条件，相较其他部门，存在更多的 HCV 感染控制管理难度，因此其工作流程和 HCV 感染控制管理制度上，应做到更加科学和完善，能够明确急诊中心（室）每一名医护人员 HCV 感染控制的职责和任务。将HCV感染控制纳入急诊中心(室)质量考核体系,定期对急诊中心(室)医护人员进行考核,确保急诊中心(室)医护人员牢固掌握HCV感染控制知识,时刻树立HCV感染控制意识,自觉严格遵守HCV感染控制标准。

（二）加强急诊中心(室)医务人员安全防护管理

急诊中心(室)医务人员更加应该遵照标准预防原则,对所有患者的血液、体液及被血液、体液污染的物品均视为具有HCV传染性的病源物质,医务人员接触这些物质时,必须采取以下防护措施:

1. 急诊中心(室)医护人员进行有可能接触患者血液、体液的诊疗和护理操作时必须戴手套,操作完毕,脱去手套后立即洗手,必要时进行手消毒。

2. 在诊疗、护理操作过程中,有可能发生血液、体液飞溅到医护人员的面部的情况,所以医护人员应当戴手套、具有防渗透性能的口罩、防护眼镜;有可能发生血液、体液大面积飞溅或者有可能污染医护人员的身体的情况,所以还应当穿戴具有防渗透性能的隔离衣或者围裙。

3. 医护人员手部皮肤发生破损,在进行有可能接触病人血液、体液的诊疗和护理操作时必须戴双层手套。

4. 医护人员在进行侵袭性诊疗、护理操作过程中,要保证充足的光线,并特别注意防止被针头、缝合针、刀片等锐器刺伤或者划伤。

5. 建立锐器伤害报告制度,伤后要规范处理,及时报告医院感染管理部门,进行评估、建档立案及医学随访。

6. 使用后的锐器应当直接放入耐刺、防渗漏的利器盒,以防刺伤。禁止将使用后的一次性针头重新套上针头套。禁止用手直接接触使用后的针头、刀片等锐器。

（三）强化对急诊中心(室)医护人员防控HCV医院感染知识培训

采取多种形式对急诊中心(室)医护人员进行防控HCV医院感染知识的宣传与教育。内容包括HCV基本流行病学常识,标准预防、手卫生、消毒隔离、无菌技术操作、锐器伤预防和处理、化学消毒剂使用、防护品使用、医疗废物分类等方面的知识,使其真正认识到HCV感染控制工作质量与患者的身心健康、疾病康复、就医环境的密切关系及重要性,切实认真执行医院感染管理制度。

二、预防交叉感染

（一）做好急诊中心(室)就诊环境和医疗器械的消毒和监测

1. 医护人员应了解消毒剂的性能及作用,有效浓度及作用时间,配制方法,使用中的消毒液应保持有效浓度,定期更换及监测。抢救室、观察室、缝合室、治疗室等常规配制洗手液及手消毒剂。

2. 定期进行室内物体表面清洁和消毒,地面有污染物时随时清理。每转走一位患者就要进行地面消毒处理。患者被服一用一更换,并做好床单元消毒。转送患者的平车、担架、轮椅等工具每天用含氯消毒剂擦拭消毒,接诊传染病患者或疑似传染病患者后随时消毒。

3. 患者之间不交叉使用医疗仪器,使用过的医疗器械,随时消毒备用。常规诊疗器械(如血压表、听诊器、体温表、雾化药杯及口服药杯等)一人一用一消毒。氧气管专用,使用中的氧气湿化瓶每日消毒并更换无菌水,用毕即可消毒,干燥保存。在条件允许的情况下,可以尽量使用一次性医疗物品,对部分不便使用或一次性物品价格昂贵者,统一由供应科提供。急诊所备无菌物品必须按无菌物品管理要求规范储存,定时清理,有效期内使用。使用过的呼吸机要根据相关规定严格彻底清洗和消毒。对侵入性操作,严格遵守操作规程与无菌技术操作原则,并做好各管道护理。

4. 要建立急诊中心(室)定期和不定期的消毒灭菌效果监测机制。对物体表面、医护人员的手等消毒情况进行检测,及时发现并分析问题,指导和改进消毒措施和手段,促进医护人员做好无菌操作。

(二)加强医疗废物管理

由于急诊患者病情急,短时间内难以发现存在的 HCV 感染患者,因此,对所有急诊患者产生的废物,包括患者的血液、体液、排泄物污染的棉球棉签、纱布、注射器、输液管等一次性医疗物品、废弃的被服以及患者的生物检材等都视为医疗废物,并分类装袋封口,送医院指定地点处理。

(三)加强抢救室等重点功能区人员流动管理

抢救室是危重患者集中监护治疗场所,医护人员多、监护仪器与医疗设备多、操作多、人员走动多;患者病情重、患者多有不同程度的器官功能衰竭,免疫力低下,各种并发症多需接受侵入性操作如导尿、洗胃、气管插管等;抢救室患者多接受各种监测护理,患者与医护人员接触多。要做好急诊患者陪护疏散管理工作,非工作人员严禁入内。医护人员也要穿戴好医疗防护服,减少走动和进出病区的次数。

(四)做好急诊中心(室)就诊人员防控 HCV 院感知识宣传

以宣传海报、贴画、宣传册和多媒体形式,向急诊中心(室)访视者宣传医院 HCV 感染控制知识,使得每一个患者及家属都能够认识就诊环境的重大意义,保护就诊环境和注意手卫生,共同创造一个洁净的就医和治疗环境。

(张必科)

参考文献

1. 沈莉. 消化科护士职业暴露与防护对策研究进展. 齐鲁护理杂志, 2010, 16（1）: 45-46.
2. 李积杰. 传染病急诊科医院感染控制. 中国医药指南, 2014（19）: 374-375.
3. 裴学玲. 急诊科院内感染控制对策. 新疆医学, 2009, 39（6）: 112-113.
4. 郭艳枫. 香港急诊分诊感染控制管理方法介绍. 现代临床护理, 2011, 10（2）: 60-61.

第十二章

血站感染的防控

　　丙型肝炎是一种主要经过血液传播的疾病,血站对每一份献血者的血液都进行抗 –HCV 筛查,从国内公开发表的 21 篇文章报道看,2004—2014 年间,献血者抗 –HCV 检出率为 0.47%±0.26%(除掉 2 个极值:0.05%、1.64%),与中国输血协会统计的 2009—2011 年全国 32 个地区抗 –HCV 筛查的 0.46% 检出率基本一致。同时中国输血协会也报道了 2009—2011 年 3 年间献血者 HBsAg、抗 –HIV、抗 –TP 检出率分别为 0.62%、0.18% 和 0.57%,献血者 HBsAg、抗 –HCV、抗 –HIV、抗 –TP 四项总不合格率为 1.83%,血站医源性感染防控工作非常重要。

　　一袋血液从捐献到安全输注到患者体内,经过献血者自我排查、健康检查、采集、制备、检测、包装防护、交叉配血等过程,整个过程维持在适宜的冷链条件下,并实施有效的检查和防护措施,确保血液完整、安全,具体流程见图 12-1。

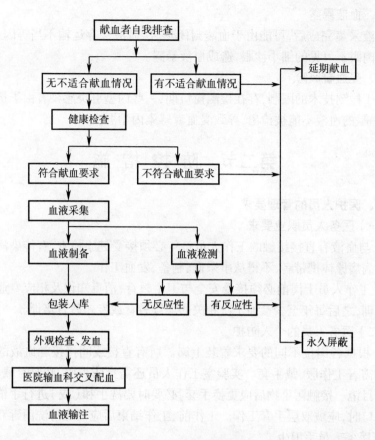

图 12-1　血液流程图

第一节　风险因素

一、医务人员暴露

采供血过程中的丙型肝炎医源性感染主要来自献血者血液、血液样品、室内和室间评价质控品、阳性对照血清、核酸扩增产物、实验产生的废液、医疗废物等。由于在完成血液检测前,不能确认血液是否有丙型肝炎病毒,所以在采集、制备、检测过程中,医务人员非完整的皮肤和黏膜接触血液,都有可能造成 HCV 暴露感染。

二、献血者暴露

目前血液筛查和采集均使用消毒合格的一次性医疗产品,并执行严格的消毒制度,发生 HCV 感染的可能性极小,国内也未见报道。但在对献血者进行采血前血液筛查、血液采集过程中,医务人员与献血者直接接触的手部,可能由于未完全达到消毒效果,造成献血者 HCV 暴露感染。

三、血液暴露

血液采集完成后,可能由于血袋封闭热合、血液保存运输不当等因素,导致血袋有肉眼不可见的细小沙眼,造成血液暴露。

四、受血者风险

由于检测技术的限制,存在检测窗口期,一些丙型肝炎感染者由于抗体低度低,其捐献的血液不能被检出,导致受血者感染丙型肝炎。

第二节　防控措施

一、医护人员的管理要求

（一）医务人员职业要求

1. 与血液有直接接触的工作人员每年必须接受健康检查,有传染病或经血传播疾病病原体携带者,不得从事采血、制备、发血工作。

2. 工作人员上岗前必须接受安全与卫生教育,消毒知识及相应专业技能的岗前培训,之后每年至少参加 1 次相关的继续教育或专题教育培训。

（二）医务人员的个人防护

1. 根据各岗位不同的要求着装上岗。所有直接或间接接触血液的人员工作时均需着工作服、戴手套。实验室工作人员还需穿防护服,必要时戴口罩、帽子和护目镜。接触污染物后应更换手套,必要时要洗手和（或）进行手消毒。手上有伤口时,应戴双层手套工作。工作前、工作结束后应彻底清洗消毒双手。

2. 医务人员手卫生

（1）医务人员要剪短指甲并使指甲平整光滑,工作时不得佩戴首饰。

（2）工作前要保持手部清洁。

（3）采血岗位人员,采血时使用速干手消毒剂消毒,做到一人一消毒。

（4）血液检验人员,检验过程中应戴一次性手套或乳胶手套,操作完毕后,脱掉手套再用流动水冲洗。

（5）如果手被血液污染后,应先在流动水下用皂液洗净再进行手消毒。

（6）常用手消毒剂包括:醇类和胍类（醋酸氯己定等）复配的手消毒液、有效碘含量为 5000mg/L 的碘伏溶液、75% 乙醇溶液或 70% 异丙醇溶液,其他合法有效的手消毒剂。

二、工作环境消毒

（一）地面的清洁和消毒

1. 工作场所（包括献血车、送血车、血液转运货梯）地面,每日工作前（后）进行清洁消毒。当地面有明显血迹污染时,先用吸湿材料去除可见污染物,再清洁和消毒。

2. 消毒方法　工作前后配制有效氯 250~500mg/L 消毒剂溶液拖擦地面,血液污染时,配制有效氯 2000~3000mg/L 消毒剂溶液拖擦地面。

（二）物体表面的清洁和消毒

室内用品如各工作台、椅表面,每日工作前（后）进行清洁消毒。当物体表面有明显血迹污染时,先用吸湿材料去除可见污染物,再清洁和消毒。消毒方法同上述消毒方法。

（三）空气消毒

采供血工作区域包括血液采集（献血车、屋）、分离、检验、储存及医疗废物暂存库等工作场所,根据各自工作需要,必要时进行空气消毒。空气消毒方法可采用循环风动态处理或紫外线灯空气消毒 30 分钟。

（四）所有清洁器材（抹布、拖把、容器）不得与污染区或潜在污染区共用

三、设备、仪器的消毒

仪器、设备（显微镜、分光光度计、离心机、天平、酶标检测仪、细胞计数器械、冰箱、培养箱等）使用后,用 0.5% 醋酸氯己定—乙醇溶液或其他符合要求的消毒剂擦拭表面。如有特殊要求,按照仪器使用说明书要求进行处理。

四、原辅材料、体检采血器材的消毒灭菌

1. 所有一次性采血器材、消毒产品须符合国家相关标准要求。

2. 所有与采血活动相关的原辅材料（棉球、镊子等）须经 121℃、30 分钟压力蒸汽灭菌处理。

3. 每日工作结束后,对所用血压计、称量器、热合机等体检、化验相关仪器设备进行清洁和消毒处理。方法同三。

4. 常用无菌敷料罐应每天更换,消毒剂容器根据所盛消毒剂的种类确定清洁、灭菌频次。灭菌物品（棉球、棉签）一经打开,使用时间最长不得超过 24 小时。无菌镊应干式放置,每 4 小时更换一次。血管钳每周清洗消毒两次。

5. 接触皮肤的一般诊疗用品（血压计袖带、压脉带等）应保持清洁,若有污染应随时以清洁剂与水清洁。血压计袖带（压脉带）若被血液、体液污染,应在清洁的基础上用含 250~500mg/L 有效氯的消毒剂浸泡 30 分钟后再清洗干净,干燥备用。

6. 听诊器在清洁的基础上用 75% 乙醇擦拭消毒。

7. 体温表每次用后应在清洁的基础上用 75% 乙醇浸泡 10~30 分钟后,清水冲净,擦干,清洁干燥保存备用。

8. 碘酒、酒精应密闭保存,消毒剂容器消毒（或灭菌）频次为两次 / 周。小瓶包装的消毒剂,开盖后应注明开盖时间,使用时间不超过一周。

9. 压脉带、采血垫巾一人一用一消毒。

10. 实验室内使用过血清学反应的塑料板、试管、非一次性器材（血型板、试管架等）可直接弃用或浸入含有效氯 2000mg/L 的消毒剂溶液中浸泡 4 小时,然

后清洗干净、干燥备用。

五、气溶胶污染的预防

1. 实验室配备Ⅱ级生物安全柜、洗眼器、消毒设施及其他个人防护物品。

2. 标本离心前禁止打开管帽,在离心机停止1分钟后才能打开离心机盖子。

3. 离心后的标本管开帽必须在生物安全柜中进行,由开帽机完成。取下的管帽按医疗废物处理。

六、工作环境要求

1. 严格区分清洁区、潜在污染区和污染区。

2. 严格环境消毒　工作结束时对工作区域进行清洁、消毒。工作前后用含有效氯250~500mg/L消毒剂溶液擦拭工作区、拖擦地面,有血液污染时,使用含有效氯1000~2000mg/L消毒剂溶液喷雾或擦拭处理。实验设备在运出修理或维护前由实验室人员进行消毒。

3. 被血液或体液污染物品的处理　对被朊病毒、气性坏疽和不明原因病原体污染的物品(器械),先消毒再清洗;对肉眼可见(血液)的污染,应及时清洁、消毒。对于少量(<10ml)的溅污,可先清洁再消毒;对于大量(>10ml)血液或体液的溅污,应先用吸湿材料去除可见的污染,然后再清洁和消毒,消毒方法见二、(一)2。

七、医疗废物的处理

1. 医疗废物必须置于有医疗废物警示标识的专用包装袋或容器内,达到包装容积的3/4时扎口,由专人统一集中收集、处理,日产日清,并做好交接记录。

2. 实验室检测后血液标本　压力蒸汽灭菌后按医疗废物处理。

3. 实验室产生的废液　生化分析仪、全自动血型仪产生的废液可直接排放进污水处理系统;全自动酶免分析仪(FAME)和洗板机产生的废液加次氯酸钠泡腾片消毒处理30分钟后,再倒入污水处理系统中。

八、血液与检测用样本的防护

1. 血液防护　血液在血站内部(包括采血点到血站)流转的每个阶段,血液处理前后均需检查血袋完整性,并确保血袋被有效防护。血液从血站运送到医院或血站间调剂,每袋血液均应套有外袋保护,再置于运血箱内。

2. 血液检测样本的防护　血站内部(包括采血点到血站)及血站间运送样本应至少有二级包装:样品应置于带盖的试管内,在试管的周围垫有缓冲吸水材料,以免碰碎,或置于试管架上,再将试管装入专用带盖的容器内,容器的材料要易于消毒处理。

九、职业暴露

(一)职业暴露的预防

1. 血站工作人员要做好上岗前培训;

2. 根据各岗位不同的要求着装上岗,做好个人防护;

3. 尽量减少或避免锐器的使用,如实验室不采用玻璃器具、逐步扩大使用带旁路留样的一次性采血袋等;

4. 一次性注射器脱帽应采用锐器盒;

5. 对接触到血液的所有工作人员每年进行一次经血传播病原体感染情况的检测。

（二）职业暴露的处理

一旦发生职业暴露,立即用肥皂液和流动水清洗污染的皮肤,用生理盐水冲洗黏膜。当被针刺伤或遇上其他意外时,尽可能挤出损伤处的血液,再用肥皂液和流动水进行冲洗。受伤部位的伤口冲洗后,用75% 酒精或者 0.5% 碘伏进行消毒,并包扎伤口。对可疑暴露于 HCV 感染的血液体液时,暴露 4~6 周后检测抗 –HCV 和 HCV RNA。

（三）职业暴露的登记、监测和报告

1. 工作人员发生职业暴露后应及时向血站感染管理或相关主管部门报告并备案。现场应急消毒处理之后,及时填写《职业暴露个案登记表》,详细记录职业暴露发生的时间、地点及经过,暴露方式,损伤的具体部位、程度,暴露物种类(培养液、血液或其他体液)和含有病原体的情况,与暴露源相关的血液序列号,处理方法及处理经过。

2. 监测暴露源 暴露源大多为血液及检测标本,暴露者应记下血液序列号,由感染管理部门通知检验部门反馈检测结果,并进行进一步的检测及追踪。

（孙 俊 周静宇）

参考文献

1. 张丽,宋文倩,高勇,等. 全国 32 个地区献血人群血液筛查结果回顾性分析. 临床血液学杂志, 2012（2）: 152–155.

2. 戴庆昭. 职业暴露对血站员工的危害及预防控制. 实用医技杂志, 2008, 15（3）: 282–284.

3. 余为民,胡德昌,袁和俊,等. 输血后 HCV 感染的前瞻性研究. 中国临床医学, 2002, 9（2）: 114–115.

4. 欧阳玲,黄建国,谢秀华,等. 无偿献血人群 HCV 感染的检测和输血残余风险分析. 实验与检验医学, 2010, 28（4）: 344–346.

5. 朱春燕,邹晓东,钟展华. 惠州市无偿献血者 HCV 感染情况调查及输血残余风险评估. 河南医学研究, 2015（5）: 29–30.

6. 血站管理办法. 中华人民共和国卫生部令第 44 号, 2005. http://www.nhfpc.gov.cn/yzygj/s3588/201308/12762b525c6d4770a4bef7874895cbce.shtml

第十三章

检验科医院感染的防控

检验科是一个集多种潜在职业性危险因素于一体的独特工作场所,由于工作的需求,医院内几乎所有患者的血液标本都会转运至此,同时,由于检验科工作人员长期暴露在各种显性与隐性的危险因素之中,极易通过血源性传播发生感染,因此,检验科是医院内 HCV 感染的高危场所之一,必须引起高度重视,进一步强化具有实验室特点的 HCV 综合防控措施。

第一节 风 险 因 素

一、工作人员因素

部分工作人员防控意识缺乏,没有从思想上重视感染控制工作,责任心不强,实验室工作作风不扎实,防控知识不足,具体表现在不积极参加专业培训,不重视实验室生物安全操作,导致实验室差错频发。

二、实验室设备因素

检验科设备繁杂多样、手工操作与智能化流程交替并存,极易导致职业暴露,如玻璃器皿破损导致的手部锐器伤,高速离心机离心力导致的血样试管破裂发生的血源性污染,自动化设备内部管路复杂、消毒缺失导致的设备血源性污染等等。

三、血液标本因素

检验流程复杂,环节多,血液标本贯穿在全过程中,检验的过程也可以说是污染的过程,同时由于规范的要求和研究的需求,血液标本保存时间长,保存环境不易控制,特别是对于一些有科研意义的血液会增加暴露次数和暴露环节,导致感染的危险性几率增强。

四、法律法规因素

ISO15189 等相关实验室操作标准是实验室防控血源性感染的金标准,是吸取了血的教训而制定的,但目前部分实验室没有建立规范化的 SOP 体系,实验室工作随意性很大,导致管理混乱,操作千奇百怪,血源性感染危险性加大。

五、环境因素

随着医疗条件的逐步改善,医院规模的不断扩大,医院整体水平在不断提高,但是,部分医院的检验科布局流程没有与医院发展同步,仍在沿用陈旧的设计用房,规模不能满足需求,区域划分不合理,流程不规范,特别是部分实验室的医疗废物管理不规范,没有认真学习和落实医疗废物的相关法律法规,在分类、消毒、暂存、转运等方面存在严重安全隐患,极易造成血源性感染发生。

第二节　防控措施

一、进一步提高工作人员的防控能力

检验科的工作特点,决定了工作人员实验室操作的独立性,在这种多环节、多流程、多因素的防控中,人就成为了防控的第一决定要素。因此,必须首先提高工作人员的防控能力,工作人员的防控能力的有效提高有两个支撑点,一是医院管理层和科室领导要将检验人员的职业防护作为管理职责的一部分,通过加强职业防护的宣传教育以及技术培训,提高工作人员的自我防护和主动预防的能力;二是工作人员自身要有不断提升防控意识的能力,学会从实践中吸取经验和教训,学会把教育培训的内容转变为个人自觉的行为准则。

二、进一步加强检验科实验室仪器设备的防控措施

检验人员每天工作时打交道最多的是实验室的仪器设备,而仪器设备与血液标本直接接触,最易造成污染,导致工作人员血源性感染性疾病的发生,因此,实验室仪器设备的污染防控是重要的措施之一,"防"就是根据仪器设备的特点,从设计制造阶段就要把预防血源性污染放在重要的位置上,在工艺中实现预防目的;"控"就是如果仪器设备已经发生了血源性污染,如何进行消毒,阻断传染源和传播途径,特别是要既做到消毒有效,又保障仪器设备的完整性。

三、进一步强化血液标本的管理

血液标本作为检验人员的工作对象,贯穿于整个检验过程的始终,是最需要从制度和流程中强制管控的"传染源",做好管控需要把握好三个关键环节。一是从思想把标准预防的理念重视起来,要把每一份血液标本当作"传染源"来看待,不能有侥幸心理。二是从制度上要实行全过程管理,不能出现"撒血""丢血"等不安全事件,特别是对具有特殊临床意义的血标本,更要特殊管理,不能以科研的名义导致血液标本四处分散,脱离管理的视线和制度。三是从技术上既要保障检验的准确性,又要保障血液标本的安全无害化,要从隔离技术、温度控制等技术环节上精准入手。

四、进一步贯彻落实法律法规的要求

国家先后颁布了许多涉及检验科业务的法律法规,特别是规范化的实验室标准化操作流程以及指南更加繁多,这些规范化和标准化操作流程在保障检验数据准确性的同时也对血源性感染防控起到了决定性的作用。杜绝工作的随意性和盲目性,对减少血源性感染的发生具有特殊的意义。在贯彻落实法律法规方面,必须强调"三个统一",一是做到法律法规与技术环节的统一,一定要相互融合;二是做到法律法规与职责分工的统一,一定要相互督导;三是做到法律法规与个人行为的统一,一定要相互依存。

五、进一步规范检验科的布局流程和环境卫生学

检验科的工作区域应分区合理,原则上分为清洁区、潜在污染区和污染区。科室必须配置非接触式洗手装置,提供干手设备,为工作人员规范手卫生提供必要的条件。实验室还应做好通风、采光、保洁、消毒等环境卫生学措施,建议推广检验报告无纸化或者检验报告在远端清洁区打印,使检验报告不接触污染源,避免交叉感染的发生。严格遵守《医疗废物管理办法》,医疗废物与生活垃圾必须严格分类,杜绝随意处理医疗废物的行为。

(曹晋桂　何晓锋)

参考文献

1. Shoaei P, Lotfi N, Hassannejad R, et al.Seroprevalence of Hepatitis C Infection among Laboratory Health Care Workers in Isfahan, Iran.International Journal of Preventive Medicine, 2012, 3 (Suppl 1): S146–S149.
2. Othman B M, Monem F S.Prevalence of hepatitis C virus antibodies among health care workers in Damascus, Syria.Saudi Medical Journal, 2001, 22(7): 603–605.
3. 杨自力,马永能,张鹏,等. 医务工作者乙型肝炎及丙型肝炎检测结果分析及对策. 检验医学与临床, 2011, 08(18): 2347–2348.
4. 中华人民共和国卫生部. GBZ/T 213-2008. 血源性病原体职业接触防护导则, 2009. http://www.nhfpc.gov.cn/zwgkzt/pyl/200909/42930/files/f3beee0e56424ad1b7f5d09380155e73.pdf
5. 中华预防医学会医院感染控制分会. 中国丙型病毒性肝炎医院感染防控指南. 中华医院感染学杂志, 2012, 26(24): 71–75.
6. 魏世刚,汪亚丽,张姚. 检验科医源性感染的危险因素分析与预防控制. 中华医院感染学杂志, 2015(2): 472–474.

第十四章

感染性疾病科医院感染的防控

医疗机构内的感染性疾病科,是发热门诊、肠道门诊和传染病科的整合,负责病人感染性疾病的诊疗,并参与医疗机构抗菌药物的合理使用和医院感染的控制。对患者中可疑传染病患者做到及时甄别,提供有效隔离救治,对控制传染病的传播,防止交叉感染担负着重大责任。

第一节 风 险 因 素

丙型肝炎数据库资料显示,15% 的急性丙型肝炎病毒感染是由医疗操作所致,另有 13% 则因针刺引起。各种侵入性操作前不按要求进行传染病筛查,医疗器械消毒不彻底又重复使用。不规范的技术操作、器官移植,以及未采取适宜的防护措施等,都可能造成丙型肝炎的医院内传播。

一、人员间交叉感染

(一)患者之间疾病传播的风险

感染性疾病科门诊每天接诊的都是患有感染性疾病的患者,尤其发生传染病疫情期间,传染患者就诊率高。临床科室发现可疑传染病患者,都要请感染性疾病科会诊,患者一旦确诊传染病常规都会转入感染性疾病科进行隔离治疗。

部分医疗机构不重视感染性疾病科建设,医务人员不固定或上岗前没有经过系统传染病知识的培训,对传染病诊断和防控缺乏经验。未对前来就诊的高危人群进行丙型肝炎的筛查,日常诊疗工作中又不能严格落实各项消毒隔离措施,患者与患者之间、医务人员与患者间存在较大的交叉感染风险。

(二)医务人员职业暴露感染风险

感染性疾病科的医务人员,在传染病防治工作中一直发挥着主力军的作用,他们是公共卫生安全最重要的守护者,但同时也是最大的潜在受害者,直接面临职业暴露感染的风险。临床上从一个患者到多个医护人员的广泛传播虽然罕见,但有资料显示,患者窗口期时医务人员为其进行多次手术至少有四名医护人员在同一时间被感染了 HCV。

1. 血液、体液喷溅 医务人员在诊疗护理患者过程中,如进行各种穿刺、手术、换药、更换引流液、护理呕吐和大小便失禁患者等,随时可能发生血液、体液的意外喷溅,污染眼和口鼻黏膜。

2. 锐器伤害 在日常繁忙的工作中,医务人员需要经常接触针头、刀片等各种锐器,稍有不慎,皮肤就有被划伤的危险。

3. 接触各种污染物 收集、处理患者使用过的各种污染物,工作人员未采取适宜的防护措施或破损的皮肤意外接触了被 HCV 污染的物品,就有可能发生职业暴露感染。

二、经诊疗设备感染的风险

近些年,国家卫生计生委颁布了许多有关医疗器械清洗消毒的相关规定,对减少 HCV 的医源性传播发挥了重要作用。但少数医疗机构一次性注射器和针头非一次性使用,牙科器械未严格消毒,使用未经规范消毒的内镜、血液透析机等,以至丙型肝炎暴发事件时有发生。

(一)缺乏诊疗设备消毒操作规程

一些医疗机构没有按照国家法规要求,制定适合本医疗机构特点的消毒、隔离制度,措施陈旧或消毒流程没有可操作性,不能适应现代医学发展和仪器设备快速更新的需要。

(二)仪器设备消毒失败

从事医疗器材消毒的人员上岗前没有经过系统培训,缺乏消毒的基本知识。个别医疗机构没有固定专职消毒人员,采用护士轮岗制度。更多的发现是操作人员没有始终如一地遵循操作规程,省略或减少了必要的处理步骤。部分医疗机构清洗消毒方法落后,患者使用过的仪器设备或诊疗器械没有达到有效消毒,下一个患者使用后就有可能被感染。

(三)医疗器材处理效果缺乏评价标准,对消毒后的医疗用品没有定期进行监管

国家对一些医疗器材消毒效果提出了评价方法,但仍有许多医疗设备、器材未建立消毒处理结果的评价标准,国内基层医疗机构大多又不具备监测评价条件,致使一些医院虽然坚持对医疗器材进行日常消毒,但效果如何没法考证。也有的医疗机构没有定期进行消毒、隔离等感染控制的检查,不能及时发现并纠正违反操作规程的行为。

三、通过诊疗相关用品的感染风险

(一)输入污染的血和血制品

20 世纪 80 年代后期到 90 年代中期,输血和输入血制品曾是 HCV 最主要的传播途径,当时输血后肝炎有 70% 以上是丙型肝炎。这些年,国家严格血源管理,尤其自 1992 年起对献血者开始进行抗 –HCV 筛查,输血感染的传播方式得到了有效控制。但由于抗 –HCV 存在窗口期、抗 –HCV 检测试剂的质量不稳定及少数感染者不产生抗 –HCV。因此,无法完全筛出 HCV 阳性者。对于反复需要输血和血制品的患者,器官和骨髓移植患者,仍有被 HCV 感染的风险。

（二）治疗用品污染

WHO 资料显示,全世界有 1.7 亿人感染了 HCV。50%~90% 的静脉吸毒者、90% 以上输注活性凝血因子的血友病患者,10%~50% 的血液透析者,5%~20% 性病诊所的就诊患者及 1%~3% 的保健人员可感染 HCV。近些年,我国血液透析和重复使用注射器导致的 HCV 感染暴发事件时有报道,给人民的健康造成极大伤害。国内外有多起案例,医务人员诊疗操作未严格遵守无菌操作规程,致使给患者配制的静脉液体、配制的注射和麻醉药品污染,导致了丙型肝炎的医院感染暴发。

四、诊疗环境污染的感染风险

（一）布局流程不合理导致的感染

感染性疾病科未做到独立设置,内部布局流程不合理。少数医疗机构管理不到位,清洁污染不同区域间的门大敞大开,患者随便活动,致使不同疾病患者不能做到分开隔离诊疗,导致各区域环境被污染,同时增加了患者间、患者与医务人员之间交叉感染的机会。

（二）污染的手在诊疗环节中传播病原体

医务人员未严格执行手卫生制度,护理不同患者间未进行手卫生或手卫生不规范,致使手上残留病原体与患者身体直接接触或污染医疗设备和患者周围环境。已有多篇报道证明,医务人员手污染是 HCV 和医院耐药菌传播的重要途径。

（三）污物处理和物品储藏过程中的污染

医疗机构污染物品的及时处理,是减少环境污染,给患者和医院工作人员提供良好就医和工作环境的重要环节。部分医疗机构未设独立的污物处理间和消毒物品储藏室,污染物品与消毒后物品同室放置,导致物品在处理和保存过程中的污染。

（四）医疗废物污染环境可能引发的感染

医疗废物中含有大量病原体,国务院颁发的《医疗废物管理条例》清楚阐明了医疗废物的收集、转运和处理要求。个别医疗机构未按法规要求对医疗废物严格进行分类,使用不合格的收集容器和包装袋,导致医疗废物遗撒污染环境。

第二节　防控措施

丙型肝炎的预防与控制是公共卫生的重大课题,需要全社会多部门参与,齐抓共管,通过避免感染的高危行为、高危环节,早期筛查患者,提供有效治疗,才能有效降低人群 HCV 感染率。国际卫生组织和中国政府在丙型肝炎防控方面作出了很大努力,并颁布了许多相关法律法规。2014 年国际肝病会议在英国召开,WHO 发布了《丙型肝炎感染者筛查、关护和治疗指南》,同时推出了有效治疗丙型肝炎的口服药物,并且承诺在今后几年中提供更有效、更安全的新药物。我们国家在 2008 年颁布了《丙型病毒性肝炎诊断标准》,2012 年 7 月 28 日世界肝炎日前夕,我国首部《中国丙型病毒性肝炎医院感染防控指南》又正式公布,相关指南的发布,是我们做好丙型肝炎防控的基础。

一、普及丙型肝炎防控教育与培训

一项涉及我国 30 个省中 1362 名非感染性疾病科医生参加的丙型肝炎认知调查显示,85% 的被调查者不了解丙型肝炎,对于其可能造成的危害、治疗的效果认识不足。因此,提高医务人员对丙型肝炎医院感染防控的重视程度,把做好医务人员继续教育和推动公众丙肝防治知识普及作为重点工作项目。针对当前丙型肝炎的流行现状与严重后果,医疗机构应对患者和医务人员大力开展丙型肝炎防治知识的宣传。要让人人知晓 HCV 的传播途径,早期筛查的必要性和早期治疗的重要性。加快提高人群对丙型肝炎防治的认知水平,共同树立"早发现、早诊断、早治疗"的理念。

二、规范高危人群筛查及上报流程

丙型肝炎是一种可以预防、可以治愈的疾病。早发现,早筛查,通过规范的治疗,我国丙型肝炎的治愈率可达 70%~80%,近年国外推出的抗病毒新药12 周口服,治愈率可达 95%。因此,实施基于 HCV 感染风险的抗 –HCV 和HCV–RNA 筛查,早期发现感染者,早诊断,早报告,采取必要的预防和有效治疗措施,是阻断 HCV 医源性传播的重要措施。

(一)丙型肝炎需筛查的人群

高危险的人群包括:在条件和监控差的环境中接受微创医疗和注射者;曾经或正在注射毒品者;接受实体器官移植者;母亲是丙型肝炎患者;有多性伴行为、丙型肝炎患者的性伴侣或与其有共用牙刷、剃须刀、指甲刀等的家庭成员;破损皮肤、黏膜被 HCV 感染者的血液或其他物品、用具污染者;不明原因转氨酶升高者;文身等途径应用不安全针刺疗法的人群;被含有 HCV 血液或体液污染的锐器刺伤或黏膜暴露于 HCV 阳性血液的医务人员、急救人员等。

（二）筛查的时机和时间

就诊时筛查；进行外科手术及进行侵入性诊疗操作前筛查；血液透析患者首次血液透析前及血透中的定期（半年一次）筛查；母亲是 HCV 感染者，对所生婴儿进行的筛查。

（三）筛查后的报告

对于筛查结果为抗-HCV 阳性的患者，实验室应及时将患者感染信息上报医院感染管理部门，医院感染管理部门每日进行信息核对汇总，对抗-HCV 阳性却未进行 HCV-RNA 检测的患者，进行督促检测并及时跟进确诊及治疗情况。明确丙型肝炎诊断的，应按《中华人民共和国传染病防治法》规定的时限和要求，及时向有关部门报告传染病例。

三、加强防护，降低员工职业暴露和患者被感染的风险

在医疗机构中，医务人员是 HCV 感染的高危人群。我国针对北方 5 所医院共 310 个科室进行的调查发现，医务人员 HCV 的总感染率为 2.5%，其中以外科及妇产科为主，51~60 岁年龄组感染率最高，为 3.2%，远远高于普通人群的感染率 0.43%。因此，医疗机构要建立并落实职工上岗前体检和每年一次的定期体检制度，以便早期发现感染者。对 HCV-RNA 检测阳性的医务人员，建议暂时调离相关侵入性操作有关的临床工作，以降低患者被感染的风险。国外已有多起医务人员对患者传播丙型肝炎的报道，如心脏外科接受瓣膜置换的患者中至少 5 名被感染了 HCV，利用基因分析表明，外科医生和患者的病毒是同源的。一名胸外科医生和妇科门诊的麻醉师，也被证实将 HCV 传播给了患者。

由于丙型肝炎目前缺乏有效疫苗进行预防，在日常的医疗护理工作中，医务人员要严格执行标准预防措施，正确进行个人防护，努力规避医疗操作风险。进行每项操作前要实施风险评估，根据可能的暴露选择适宜的防护用品，如接触污染物要戴手套，有可能发生血液、体液喷溅时要戴口罩、护目镜或护目屏、加穿隔离衣等。处理锐器时要小心行事，避免用手直接接触锐器，可用持物钳或持物镊进行操作。除非注射和手术，否则针头和刀片始终不能对着人体。给丙型肝炎患者手术或手上皮肤有破损可能接触污染物时应戴双层手套。还要熟练掌握暴露后的应急处理程序，如果发生职业暴露，应及时对伤口进行冲洗和消毒，并分别于暴露后 2~4 周检测 HCV-RNA，12 周和 24 周进行抗-HCV 和肝功能跟踪检测，一旦 HCV-RNA 检测阳性，要及时进行抗病毒治疗。

四、严格医疗器材和用品的消毒与灭菌

为阻断 HCV 医源性传播，医疗机构应规范各种操作规程，严格复用医疗用品的清洗和消毒，保证医疗安全。

（一）建立完善的消毒操作规程

感染性疾病科要健全诊疗设备、器材、用品的消毒制度并认真落实，为患者

提供安全的诊疗器械,防止 HCV 经诊疗用品的传播。

（二）坚持培训和定期考评制度

为确保器械清洗人员训练有素,每一个从事清洗消毒的操作人员,都应接受岗前培训和考评。医疗机构每年还要对其进行技能测试。

（三）加强对复用医疗器材使用的监管

建立消毒处理结果的评价标准,采用科学方法进行评价。对处理诊疗器材、用品的场所进行周期性的感染控制检查,确保政策法规的依从性。发现违反规章制度的行为应进行记录并及时纠正,做到持续改进。

五、为患者提供安全的医疗用品

（一）加强输血和血制品使用管理

从国家正规渠道取血和购买血制品,严格供血质量,保证临床用血安全,防止 HCV 经输血导致的医源性传播。

（二）严格遵守无菌操作规程

坚持注射实行一人一针一管一用,禁止一次性注射器和针头重复应用。严格配液、配药、注射、手术等环节的感染控制,以降低感染风险。

六、保持诊疗环境清洁

（一）将环境清洁卫生工作纳入本单位的质量管理体系

医疗机构应建立环境清洁卫生工作的组织管理机构,明确各部门和人员的职责,健全并不断完善质量管理文件和作业程序指导书。

（二）规范科室布局和诊疗流程,减少由诊疗环境缺陷引发的感染

1. 严格感染性疾病科的布局流程管理　感染性疾病科内部结构做到布局流程合理,分区清楚,有醒目标识,方便患者就诊,并符合卫生学和医院感染控制的要求。感染性疾病科门诊内部划分为清洁区、潜在污染区和污染区,三区分区明确,各区之间无交叉并有实际隔离屏障。

设医务人员、呼吸道患者和消化道患者各自专用通道。医务人员专用通道出入口设在清洁区一端,患者通道出入口设在污染区一端,以保证人流、物流清洁与污染分开。

诊疗呼吸道感染疾病的区域,诊疗区通风机组应独立设置,可采用自然或机械措施保证通风良好,并维持从洁到污的合理空气流向。

2. 规范患者的就诊流程　为实现防控传染病的关口前移,感染性疾病科门诊在入口处应设立分诊台,安排专人对患者进行预检筛查,以早期识别潜在高风险患者,同时引导患者进入不同的诊区候诊。

患者一旦筛查是可疑传染病（尤其是疑似急性呼吸道感染患者）,立即安置在单独的、远离其他患者,通风良好的房间,避免在大厅候诊。

感染性疾病科门诊建立通往专门病房或定点医院的快捷通道,为可疑传染

病患者提供优先服务,尽快进行有关诊断和治疗,减少患者在人群中暴露的时间,降低其他患者和医务人员被感染的风险。

3. 建立医务人员的工作流程　医务人员上岗前根据预防感染的需求,穿戴适宜防护用品并检查合格后,从医务人员专用通道进入诊区。

在诊区工作的医务人员,要随时警惕传染病患者前来就诊,对每位患者认真进行鉴别诊断,以早期识别传染病。医务人员发现疑似传染病例,应立即报告医院相关部门,由医疗机构组织本单位专家组进行会诊和排查。

患者确诊为传染病,应按要求进行传染病例报告,还要及时安排患者转科或转院。患者离开后,诊室或留观室要认真进行终末消毒,才能接诊下一位患者。

（三）确保环境清洁

感染性疾病科应根据本科室的诊疗服务特点和不同区域环境感染危险度,对污染环境及时进行有效的清洁或消毒,特别是经常接触的表面不容忽视。根据医院感染风险,采用科学评估方法,定期开展清洁卫生质量考核,监督环境卫生质量持续提高,防止 HCV 通过污染环境的传播。

（四）严格手卫生管理

制定正确的手卫生和日常考评方法,不断提高手卫生依从性,降低手污染传播疾病的风险。

（五）加强污物处理和消毒物品储藏环节的管理

设置独立的污物处理间和消毒物品储藏室,减少污物处理和物品储藏过程中的污染。配置必要的清洗机及卫生洁具清洗设备,提高清洗质量,保证医疗用品使用安全。

（六）严格医疗废物管理

感染性疾病科诊疗区域产生的废物,包括患者的生活垃圾,都应按医疗废物进行管理。加强医疗废物分类收集、运送、暂存等环节的日常监管,使用双层包装袋和合格的周转容器,防止医疗废物处置过程的病原体传播。

（李素英）

▌▌▌▌▌ 参考文献

1. 国务院. 中华人民共和国传染病防治法. 中华人民共和国主席令第 17 号, 2004. http://www.gov.cn/banshi/2005-06/27/content_68756.htm
2. 医疗废物管理条例. 国务院令第 380 号, 2003. http://www.gov.cn/banshi/2005-08/02/content_19238.htm
3. 中华人民共和国国家国家质量监督检验检疫总局. GB 15982-2012. 医院消毒卫生标准. 2012.
4. 卫生部关于二级以上综合医院感染性疾病科建设的通知. 2004. http://www.nhfpc.gov.cn/

zwgkzt/wsbysj/200804/18707.shtml

5. 中华人民共和国卫生部. WS/T 213–2008. 丙型病毒性肝炎诊断标准, 2008. http：//www. nhfpc.gov.cn/ewebeditor/uploadfile/2014/10/20141011154531818.pdf

6. 中华人民共和国卫生部. WS/T 313–2009. 医务人员手卫生规范, 2009. http：//www.nhfpc. gov.cn/zwgkzt/s9496/200904/40118/files/5fe4afce5b874512a9780c724a4d5be0.pdf

7. 中华人民共和国卫生部. WS/T 311–2009. 医院隔离技术规范, 2009. http：//www.nhfpc.gov. cn/zwgkzt/s9496/200904/40116/files/3f2c129ec8d74c1ab1d40e16c1ebd321.pdf

8. WHO.Guidelines for the screening, care and treatment of persons with hepatitis C infection.2014. http：//apps.who.int/iris/bitstream/10665/111747/1/9789241548755_eng.pdf?ua=1&ua=1

9. Omata M, Kanda T, Yu M L, et al.APASL consensus statements and management algorithms for hepatitis C virus infection.Hepatology International.2012, 6（2）: 409–435.

10. 瓦瑞尔. 牛津传染病学. 李宁主译. 北京: 人民卫生出版社, 2011.

11. Deterding K, Wiegand J, Gruner N, et al.The German Hep–Net acute hepatitis C cohort: impact of viral and host factors on the initial presentation of acute hepatitis C virus infection.Zeitsschrift Fur Gastroenterologie, 2009, 47（6）: 531–540.

12. 中华预防医学会医院感染控制分会. 中国丙型病毒性肝炎医院感染防控指南. 中华医院感染学杂志, 2012, 26（24）: 71–75.

13. 姚麟, 连晓鹏, 杨扬. 医院丙型肝炎感染防控管理的探索与实践. 实用肝脏病杂志, 2014（5）: 550–552.

第十五章

针灸科医院感染的防控

　　针灸和拔罐是中医传统的诊疗技术,其独特的医疗效果得到国际社会的广泛认同,其中针灸疗法已在世界范围内 182 个国家广泛应用于医疗、预防和保健领域。针灸治疗属于侵入性操作,针具刺入皮肤,接触毛细血管和无菌组织;应用拔罐辅助刺血疗法时罐具会被患者的血液污染,均有可能导致丙型肝炎、乙型肝炎和获得性免疫缺陷综合征等经血传播疾病的感染、播散。

　　中国是丙型肝炎大国,2006 年全国血清流行病学调查显示,我国 1~59 岁人群抗 -HCV 流行率为 0.43%。特别是近年来,丙型肝炎病例报告人数逐年上升,据国家卫生和计划生育委员会公布的数据显示,2014 年全国丙型肝炎报告人数为 202 803 例,是 2004 年的 5 倍多。关于针灸、拔罐治疗导致丙型肝炎医院感染,国内缺乏相关研究,检索不到流行病学资料,国外有限研究资料显示,丙型肝炎病毒抗体阳性的亚裔患者更可能暴露于输血(31.0% vs 6.6%, $P<0.0001$)或针灸(10.3% vs 1.5%, $P<0.0001$)。另一学者研究认为,对于亚裔 HCV 感染者,最常见的因素为输血以及针灸或污染针具暴露(分别为 27% 与 20%),认为针灸治疗中污染针具暴露是 HCV 感染的独立危险因素。

第一节　风　险　因　素

一、环境因素

　　医院环境物体表面是各种病原体的"储藏库",各种病原微生物,如细菌、真菌及病毒(HCV、HBV、HIV 等)可以在环境物表较长时间存活,最长可达数个月,并且具备传播、感染能力。针灸科实施针灸、拔罐等有创诊疗,其环境物表更容易被患者的血液及体液污染,如果不能保证环境清洁、消毒质量,及时有效地清除污染物,减少环境物表病原微生物的载量,极有可能通过多种传播途径感染其他患者和医务人员。

二、手卫生

针灸、拔罐等诊疗操作离不开医务人员的手,不清洁的手会成为病原微生物的传播媒介,导致 HCV 医院感染的发生。目前很多医疗机构,尤其是基层医疗机构手卫生设施不完善,一些医务人员对手卫生的重要性认识不足,不能正确实施手卫生。医务人员手卫生依从性较差,成为 HCV 医院感染的重要传播途径。

三、操作过程

针灸治疗和应用拔罐辅助刺血疗法均为有创操作,在诊疗过程中必须严格执行无菌操作。一些基层医疗机构和个体诊所的医务人员无菌观念落后,管理部门培训监管不到位,医务人员在诊疗过程中忽视无菌操作,给 HCV 经皮肤创口进入患者体内创造了机会,增加了丙型肝炎医院感染传播的风险。

四、针灸针具、拔罐器具的管理

针灸治疗和应用拔罐辅助刺血疗法,其针具和罐具均会接触患者的血液和体液,并极易被 HCV、HBV 等病毒污染,如果不能正确使用无菌针具和罐具,被污染的针具暴露是发生丙型肝炎医院感染的主要危险因素。目前国内有条件的医疗机构大都选用一次性针灸针具,避免复用交叉感染的风险。然而,广大基层地区仍然重复使用针灸针具,清洗、消毒、灭菌方法缺乏标准和规范指导,存在较大的传播风险。

五、医疗废物

HCV 感染者产生的医疗废物很可能携带 HCV,如果处置不规范污染环境或发生针刺伤,会增加 HCV 的传播风险。

六、职业暴露

医务人员是职业暴露的高危人群,在实施针灸或拔罐辅助刺血疗法时,可能会发生血液和体液喷溅污染眼部及口鼻黏膜;被针灸针具刺伤皮肤;处理污物时皮肤黏膜被污染。由于丙型肝炎目前还不能通过免疫接种预防,HCV 职业暴露后医务人员可能会发生 HCV 感染。

第二节　防控措施

一、针灸诊室环境

（一）诊室的清洁与消毒

通风良好,环境清洁卫生,诊桌、诊椅、诊床等每天至少清洁一次,或在全天诊疗活动结束后,在清洁的基础上,实施低水平消毒。如发生血液、体液、分泌物、排泄物等污染时应立即实施消毒,如污点的清洁／消毒。

（二）织物的清洗与消毒

床单、枕巾、椅垫（罩）每天更换,被血液、体液、分泌物、排泄物等污染时立即更换,丙型肝炎等传染病患者一人一用一更换。

二、严格执行手卫生规范

（一）洗手与卫生手消毒设施

手卫生设施便捷、有效。诊室设有流动水洗手设施。宜配备非手触式水龙头。盛放皂液的容器宜一次性使用,重复使用的容器应每周清洁与消毒。配备洗手流程图及说明图。配备干手物品或者设施,避免二次污染。应配备合格的速干手消毒剂。

（二）洗手与卫生手消毒

医务人员应遵照《医务人员手卫生规范》WS/T 313-2009 实施洗手及卫生手消毒。

三、严格执行无菌操作

（一）针刺、拔罐前

1. 实施手卫生,操作者按照六步洗手法洗手,75% 酒精擦拭双手。

2. 皮肤穴位消毒,用 5% 碘伏或 75% 酒精棉球消毒施针穴位,每穴位消毒面积应大于 $3cm^2$,消毒棉球应一穴一换,不应使用同一个消毒棉球擦拭两个以上穴位。

（二）针刺、拔罐后

1. 一次性使用针灸针具使用后直接放入利器盒,按照损伤性医疗废物集中处置。

2. 复用针灸针具、拔罐器具的清洗、消毒与灭菌处理见本文"四、针灸针具、拔罐器具的清洗、消毒与灭菌"。

3. 医生洗手或使用速干手消毒剂。

四、针灸针具、拔罐器具的清洗、消毒与灭菌

（一）针灸针具、拔罐器具的选择与使用

1. 针灸针具包括毫针、耳针、头针、梅花针、长圆针、小针刀、三棱针等。

2. 建议使用一次性针灸针具,一次性针灸针具应符合《一次性使用无菌针灸针》ISO 17218:2014。

3. 复用针灸针具应达到灭菌水平,严格一人一用一灭菌,按照"清洗—修针—整理—灭菌—无菌保存"程序处理。

4. 拔罐器具应达到高水平消毒,严格一人一用一消毒,鼓励有条件的医疗机构由供应室集中处理并使用清洗消毒器清洗消毒。

（二）复用针灸针具的清洗、消毒与灭菌

1. 清洗

（1）超声波清洗器清洗

1）冲洗:将针具放置篮筐内,于流动水下冲洗,初步去除污染物。

2）洗涤：清洗器内注入洗涤用水，根据污染程度使用清洁剂（或含酶洗液），水温应≤45℃，将针具篮筐放置清洗器内浸没在水面下。超声清洗时间宜3~5分钟，可根据污染情况适当延长清洗时间，不宜超过10分钟。

3）漂洗：将针具篮筐整体端出用流动水冲洗，滤干水分。

4）超声清洗操作应遵循生产厂家的使用说明或指导手册。

（2）手工清洗

1）冲洗：将针具置于流动水下冲洗，初步去除污染物。

2）洗涤：完全浸没于医用清洗剂中，浸泡10~30分钟。其间可用镊子等器械拨动针具，达到洗涤目的。

3）漂洗：用流动水冲洗干净，滤干水分。

2. 修针

（1）用75%的乙醇棉球包裹针灸针具沿针柄至针尖方向单向反复擦拭，去除残存的污渍，将轻微弯曲的针具捋直。

（2）严重弯曲变形、针尖有倒钩或毛刺的针灸针具应废弃不再使用，作为医疗废物直接放入利器盒。

3. 整理 将整理后的针具按照尺寸的大小分类，整齐插入置于硬质容器中的纱布棉垫上；或者按5~20支塑封包装；或有封口的玻璃针管中，玻璃针管内置棉垫保护针尖。

4. 灭菌

（1）压力蒸汽灭菌法

1）优先选择压力蒸汽灭菌法。

2）将整理包装后的针具遵照《医院消毒供应中心：清洗消毒及灭菌技术操作规范》WS 310.2-2009进行压力蒸汽灭菌后无菌保存备用。

3）硬质容器不得使用普通不锈钢或铝制饭盒替代。有侧孔的不锈钢盒可以作为针具容器，但应有外层布巾包装并符合《医院消毒供应中心：清洗消毒及灭菌技术操作规范》WS 310.2-2009灭菌包装要求。

4）包装容器及内衬纱布棉垫一用一清洗，衬垫发黄变硬有色斑等及时更换不得再用。

5）灭菌后的针具有效期，塑封包装3~6个月；封口玻璃管、硬质容器外包无菌包7天；开包使用后4小时内有效；开包后未用完或未开包过期者应重新灭菌后使用。

（2）化学灭菌方法

1）没有压力蒸汽灭菌条件，可采用符合国家规定，具有灭菌效果的灭菌剂浸泡灭菌。

2）化学灭菌剂的浓度配制、浸泡方法、时间等参照厂家说明书执行。

（三）拔罐器具的清洗与消毒

1. 清洗消毒器清洗

（1）热力清洗消毒器，应符合 $A_0=3000$ 或 90℃/5min 的要求。

（2）干燥后，清洁保存备用。

2. 手工清洗

（1）没有明显血液、体液等污渍的拔罐器具，用含有效氯 250~500mg/L 消毒液浸泡 30 分钟，清水冲洗干燥备用。

（2）被血液、体液等污染的拔罐器具，应完全浸没于医用清洗剂中浸泡 10~30 分钟，清水冲洗干燥后，用含有效氯 1000mg/L 消毒液浸泡 30 分钟，清水冲洗干燥备用。

五、安全处置医疗废物

使用后的消毒棉球放入医疗废物包装袋；使用后的一次性针灸针具及废弃的复用针灸针具放入利器盒，遵照《医疗卫生机构医疗废物管理办法》等相关法律法规安全处置。

六、职业暴露的预防与处理

（一）清洗针灸针具防护要点

1. 针具清洗、修针、整理过程易于发生针刺伤，应根据暴露风险佩戴手套等防护用品。

2. 清洗过程中应持器械操作，整筐拿取，严禁徒手抓取针具。

3. 修针应先用持物镊将针尖方向整理一致，并使针具充分散开，避免拿取时刺伤。

4. 整理针具插入衬垫时，应方向一致，整齐。

（二）职业暴露的处理

医务人员在临床诊疗或针灸针具清洗过程中一旦发生针刺伤等职业暴露，立即按照本机构内医务人员针刺伤处理流程处置与报告。

（赵冰　马海燕）

▮▮▮▮ 参考文献

1. 中华医学会肝病学分会. 丙型肝炎防治指南（2015 年版）. 中国肝脏病杂志电子版, 2015（3）: 19-35.

2. 国家卫生和计划生育委员会. 2014 年度全国法定传染病疫情情况. 2015. http://www.nhfpc.gov.cn/jkj/s3578/201502/847c041a3bac4c3e844f17309be0cabd.shtml

3. 国家卫生和计划生育委员会. 卫生部公布 2004 年度全国法定报告传染病疫情. 2005. http://www.nhfpc.gov.cn/jkj/s3578/201304/240a9c4f914344fc814d1eae2f72daeb.shtml

4. Kin K C, Lin B, Chaung K T, et al.Less-established risk factors are common in asian americans

with hepatitis C vivus：a case–controlled study.Digestive Diseases & Sciences，2013，142（11）：3342–3347.

5. 胡必杰. 医院环境物体表面清洁与消毒最佳实践. 上海：上海科学技术出版社，2012.

6. 李六亿，刘玉村，巩玉秀，等. 医院感染管理学. 北京：北京大学医学出版社，2010.

7. 北京市卫生局. 北京市卫生局关于印发《北京市医疗机构环境清洁卫生技术与管理规范》的通知（京医卫字〔2013〕192 号），2013. http://wsj.bjdch.gov.cn/n5687274/n5723494/n5743219/n13818515.files/n13818628.pdf

8. 中华人民共和国卫生部. WS/T 313–2009. 医务人员手卫生规范，2009. http://www.nhfpc.gov.cn/zhuz/s9496/200904/40118/files/5fe4afce5b874512a9780c724a4d5be0.pdf

9. 中华人民共和国卫生部. WS 310.2–2009. 医院消毒供应中心　第 2 部分：清洗消毒及灭菌技术操作规范，2009. http://www.nhfpc.gov.cn/zwgkzt/s9496/200904/40114/files/5e17eb8dfdf243ed88a89862db0d03ed.pdf

10. 医疗卫生机构医疗废物管理办法. 中华人民共和国卫生部第 36 号令，2003. http://www.nhfpc.gov.cn/zwgk/wlwl/200804/133efb6d99cd47d4ac6765a16874161c.shtml

第十六章

基层医疗机构医院感染的防控

基层医疗机构指社区卫生服务中心（站）、诊所、乡镇卫生院、村卫生室等。

丙型肝炎主要经血液传播，诊疗服务中使用污染的医疗器械，医务人员被污染的锐器误伤，破损皮肤暴露于患者血液及其污染的物品等可能引起丙型肝炎医院感染。近年国内报告多起基层医疗机构丙型肝炎医院感染暴发事件，2011年安徽省某镇发生丙型肝炎聚集性报告病例 81 例，调查显示与相邻河南省某个体诊所不安全注射高度关联；2013 年辽宁省某医疗保险门诊部因介入治疗静脉曲张时违反诊疗规范和操作规程，致 99 人确诊感染丙型肝炎病毒，社会影响恶劣。基层医疗机构直接面向广大群众，在农村地区更加重要，在其开展注射治疗、免疫接种、口腔诊疗、内镜检查、妇科检查、产科及普通外科手术、介入诊疗、中医针灸、抽血检验等侵入性诊疗活动，以及复用医疗器械清洗消毒、医疗废物处置时，均存在丙型肝炎医院感染风险，感染防控工作不容忽视。

近年在医改政策下，政府重视基层医疗机构建设，不断加大投入，基层医疗机构的基础建设、管理水平有了很大发展，但还存在地区差异，很多基层医疗机构在组织管理、人员配置、卫生设施、消毒设备等方面仍有欠缺，且基层医务人员和患者（特别是农村地区）对丙型肝炎认知能力较弱，增大丙型肝炎医院感染风险。不过基层医疗机构服务的人群相对固定，基本公共卫生服务政策的实施也为传染源和易感人群的信息掌握提供便利，正确识别风险因素，有利于基层医疗机构的发展和丙型肝炎医院感染防控。

第一节 风 险 因 素

一、组织管理

基层医疗机构考虑经济成本，存在医院感染管理组织不健全、管理制度不完善，不利于人员、设施设备、医疗用品、环境等各方面风险因素的控制，增加医院感染风险。

二、人员因素

1. 患者 基层医疗机构丙型肝炎筛查与诊断能力较弱,患者就诊时对病史隐瞒或遗漏,不利于及时对丙型肝炎患者加强消毒、防护措施,增加医院感染风险。

2. 医务人员 基层医疗机构(特别是农村地区)人员配置不足,常有医生、护士兼职清洗消毒等情况,如果专业培训不到位,不利于医务人员对操作技术、个人防护、手卫生等技能的掌握和依从,容易发生污染、误伤,造成医院感染。

三、设施设备

1. 基础设施 近年基层医疗机构的基础建设有一定改善,但仍有一些基层医疗机构因为用房紧凑,出现清洁、污染分区不明确,医疗、生活共用水池等情况,容易造成交叉污染,增加医院感染风险。

2. 消毒供应 基层医疗机构还未普及集中消毒供应,多数采用分散清洗消毒模式,人工清洗医疗器械,医生、护士兼职,诊疗量大时很难保障清洗效果、消毒剂浸泡消毒时间;而清洗消毒的设施、设备陈旧,复用医疗器械损耗严重不能及时更新等问题,影响清洗消毒效果,增加丙型肝炎医院感染风险。

四、医疗用品

1. 一次性医疗用品 复用一次性针头、针具进行注射、加药、针灸,自行消毒一次性针头、针具、口腔探针等再复用,存在只更换针头,复用针管、输液管等情况,容易造成医院感染。

2. 血液、血液制品等 使用来源、检验等方面不符合要求的血液、血液制品和生物制品,无法保障用品安全,增加丙型肝炎医院感染风险。

五、技术规范

基层医疗机构的设施、设备配置较低,但适用的清洗消毒、无菌物品保存等操作技术规范较少,增加丙型肝炎医院感染风险。

六、诊疗环境

1. 患者血液样本、污染的复用医疗器械对环境的污染 患者血液样本、使用过的复用医疗器械无专用容器收置、转运,或操作不当造成环境污染,增加丙型肝炎医院感染风险。

2. 医疗废物对环境的污染 存在医疗废物与生活垃圾混放、不及时收置(特别是锐器),随意堆放(纸箱、地面等),还有患者乱扔止血棉签等问题,造成环境污染,增加医院感染风险。

第二节 防控措施

1. 基层医疗机构丙型肝炎医院感染防控的组织管理、基础设施应符合《基层医疗机构医院感染管理基本要求》(2013),不符合要求的基础医疗机构不宜开展相关诊疗活动。

2. 有条件的基层医疗机构可以对高危人群开展丙型肝炎筛查,具体可参照本手册中感染性疾病科章节相关内容。不能开展筛查的医疗机构接诊时注意询问患者病史,利用居民健康档案等资源,促进早发现、早诊断、早治疗。

3. 若对已知的 HCV 感染者进行侵入性诊疗,应加强消毒隔离等措施。

4. 复用医疗器械做到"一人一用一消毒或灭菌",清洗、消毒、灭菌、保存以及效果监测应符合《基层医疗机构医院感染管理基本要求》(2013)以及本手册中消毒与灭菌章节。

5. 严格执行一次性医疗用品使用相关制度,预防接种、注射治疗必须做到"一人一针一管一用"。

6. 患者如有输血或使用血液制品,应保障血制品的安全。

7. 严格执行标准预防,即认为所有患者的血液、体液、分泌物、排泄物均具有传染性,需进行消毒隔离,主要措施是个人防护和手卫生。诊疗操作、清洗消毒等工作时个人防护措施有差别,具体参照本手册中急诊、口腔科、内镜中心(室)、手术部(室)、检验科、消毒供应中心(室)等章节相关内容。

8. 避免锐器伤、喷溅污染等。尽量少用锐器或针具,取消不必要的注射。锐器操作使用"免徒手"技术,清洗器械注意操作手法等,具体参照本手册中手术部(室)、检验科、消毒供应中心(室)、针灸科等章节相关内容。暴露后注意做好应急处理。

9. 认真做好医疗废物的管理工作,应符合《基层医疗机构医院感染管理基本要求》(2013)。

10. 患者血液、体液污染的物品、环境应及时清理、消毒。

11. 对患者、陪护以及非机构内的相关工作人员进行健康教育,指导其正确对待和处置医疗废物以及暴露后的应急处置。

12. 基层医疗机构条件参差不齐,若实施现有规范、指南的部分条款有难度,不应回避和擅自处理。及时向卫生行政管理部门和疾病预防控制机构反映和寻求指导,有助于相关政策、技术指南的完善和丙型肝炎医院感染的防控。

(徐 燕　陈 芳)

参考文献

1. 吴家兵,龚磊,王爱红,等. 2004-2011 年安徽省丙型病毒性肝炎流行特征分析. 中华疾病控制杂志. 2012, 16(11): 965-967.
2. 中华人民共和国卫生部办公厅. 卫生部办公厅关于辽宁省丹东东港市丙肝感染事件的通报(卫办医管发〔2013〕16号). 2013. http://www.nhfpc.gov.cn/yzygj/s3590/201302/fee648e9c87a4ead9844c77a0ef1f74b.shtml

3. 王赛君, 王红, 殷黎. 基层医疗机构医院感染管理现状调查. 中国消毒学杂志. 2014, 31（12）: 1345-1346.

4. 王冲, 熊丽林, 张守刚, 等. 南京市基层医疗机构小型压力蒸汽灭菌器现况调查. 中国消毒学杂志, 2014, 31（11）: 1181-1183.

5. 中华人民共和国卫生和计划生育委员会. 国家卫生计生委办公厅关于印发基层医疗机构医院感染管理基本要求的通知（国卫办医发〔2013〕40 号）, 2013. http://www.nhfpc.gov.cn/yzygj/s3585/201312/0283f92d9c424a86b2ca6f625503b044.shtml